Regina Leupold (ehem. Hänisch)

**Zentrale
Hör-Wahrnehmungsstörungen**

Auswirkungen und Erfahrungen

Ein Ratgeber für Betroffene, Eltern
und Therapeuten

Regina Leupold

(ehem. Hänisch)

Zentrale Hör-Wahrnehmungsstörungen

Auswirkungen und Erfahrungen

Ein Ratgeber für Betroffene, Eltern und Therapeuten

verlag modernes lernen - Dortmund

„Das höchste Glück ist das, welches unsere Mängel verbessert und unsere Fehler ausgleicht. (.....) Deswegen sind Bücher willkommen, die uns sowohl das neu empirisch Aufgefundene als auch die neubeliebten Methoden darlegen."

J. W. von Goethe
(aus: Maximen und Reflektionen)

© 1996 verlag modernes lernen, 44139 Dortmund

2., verb. Aufl. 1998

Gesamtherstellung: Löer Druck GmbH, Dortmund

Titelbild: Angelica Karaca

Bestell-Nr. 1907   ISBN 3-8080-0409-6

Urheberrecht beachten!
Alle Rechte der Wiedergabe, auch auszugsweise und in jeder Form, liegen beim Verlag. Mit der Zahlung des Kaufpreises verpflichtet sich der Eigentümer des Werkes, unter Ausschluß des § 53, 1-3, UrhG., keine Vervielfältigungen, Fotokopien, Übersetzungen, Mikroverfilmungen und keine elektronische, optische Speicherung und Verarbeitung, auch für den privaten Gebrauch oder Zwecke der Unterrichtsgestaltung, ohne schriftliche Genehmigung durch den Verlag anzufertigen. Er hat auch dafür Sorge zu tragen, daß dies nicht durch Dritte geschieht.

Zuwiderhandlungen werden strafrechtlich verfolgt und berechtigen den Verlag zu Schadenersatzforderungen.

Inhalt

Vorwort 9

1. **Was sind zentrale Hörwahrnehmungsstörungen?** 15
   - 1.1 Die blockierte auditive Wahrnehmung 15
   - 1.2 Die akustischen Irritationen – eine Fehlhörigkeit des Trommelfells 17
   - 1.3 Die akustische Raumorientierungsstörung 19
   - 1.4 Was bedeutet Lateralisierung? 21
   - 1.5 Die Linkshörigkeit – der lange Weg des Schalls 22
   - 1.6 Was versteht man unter Latenzzeit? 24

2. **Wie entstehen zentrale Hörverarbeitungsstörungen?** 27
   - 2.1 Es rauscht, gluckst, rumpelt, poltert, spricht und singt – Das intrauterine Klangerlebnis 30
   - 2.2 Der pränatale Streß und seine Folgen 31
   - 2.3 Die Sprache beginnt im Mutterleib 33
   - 2.4 Die wichtigen 10 Tage nach der Geburt 35

3. **Therapeutische Erfahrungen mit der audio-vokalen Integration und Therapie** 36
   - 3.1 Die Lese-Rechtschreibschwäche 36
   - 3.2 Die Rechenschwäche (Dyskalkulie) 38
   - 3.3 Der Horchentzug und seine Folgen 40
   - 3.4 Der disharmonische Hörkurvenverlauf 44
   - 3.5 Ein sprachloses Kinderleben – das mutistische* Kind 45
   - 3.6 Eine Klangwelt öffnet die Seele – das 'autistische'* Kind 46
   - 3.7 Das hyperkinetische* Kind im Horchtraining 50
   - 3.8 Erfahrungen mit Morbus-Down-Syndrom 52
   - 3.9 Das körperbehinderte Kind im intrauterinen Klangerlebnis 56
   - 3.10 Der Verlust der Mutterstimme – Das Adoptivkind 58
   - 3.11 Die Redeflußstörung – ein Lateralisierungsproblem? 62
   - 3.12 Zwanglos von der linken zur rechten Hand? 63
   - 3.13 Es lärmt, rauscht und fiept im Ohr – Der Terror Tinnitus* 65
   - 3.14 Der Hörsturz – ein unvermeidliches Schicksal? 67
   - 3.15 Der Schädel-Hirnverletzte und seine neue Welt 70
   - 3.16 Der Schlaganfallpatient 73

4.	**Erworbene Schwerhörigkeiten und auditive Wahrnehmungsstörungen**	78
4.1	Trommelfellverletzungen durch Röhrchen	78
4.2	Fehlhörigkeit durch Ohrenpfropfen	80
4.3	Der Walkman, Fluch und Leid des Ohrs	81
4.4	Die psychisch bedingte Altersschwerhörigkeit	83
5.	**Horchend und malend auf dem Weg zum Ursprung des Ichs**	86
	1. Beispiel: „Ich könnte weinen vor Glück" – eine Klangwelt öffnet die Seele	86
	2. Beispiel: „Es wummert immerzu in mir"	88
	3. Beispiel: „Es splittert, kracht und schmerzt in mir"	89
	4. Beispiel: „Ich konnte nicht raus"	92
	5. Beispiel: Ein Zwilling sucht seinen Zwilling	92
	6. Beispiel: Ein Zwilling befreit sich von seinem Zwilling	95
6.	**Mit dem eigenen Ohr an der eigenen Stimme**	97
6.1	Die audio-vokale Selbstkontrolle	97
6.2	Die harmonisierende Wirkung des Gregorianischen Gesangs	98
7.	**Das Ohr ist nicht nur Hörorgan**	101
8.	**Die audio-vokale Integration und Therapie im Vergleich zu herkömmlichen Therapiemethoden**	105
8.1	Zum Weg	106
8.2	Zur Art	107
8.3	Zur Methode	108
8.4	Die ganzkörperliche Wirkung	108
9.	**Woran erkennt man Hörverarbeitungsstörungen?**	111
9.1	„Zuhause konnte ich das aber!" – Lautstärkepegel und Leistungsfähigkeit	112
9.2	„Ich will dich nicht hören"	113
9.3	Die psychische Abwehr	114

10. Worauf Eltern, Erzieher und Lehrer achten sollten   117

    10.1   Sprache-Hören-Gedächtnis-Sprechen   117
    10.2   Früherkennung – Motorik   119
    10.3   Sensorische Auffälligkeiten   120
    10.4   Verhaltensauffälligkeiten   120

11. Hinweise zur groben Prüfung einiger akustischer Wahrnehmungs- und motorischer Entwicklungsstörungen   123

12. Praktische Beispiele im häuslichen Übungsbereich   127

13. Bemerkungen über Ernährung und Ohr   131

14. Hinweise zu therapeutischen Abläufen   135

    14.1   Allgemeines   135
    14.2   Warum müssen manche Mütter/Väter die audio-vokale Therapie mitmachen?   136
    14.3   Die Abfolge der audio-vokalen Therapie   137
    14.3.1 Warum Eingewöhnungsphase?   138
    14.4   Die Phase der seelischen Aufarbeitung   139
    14.5   Neue Wege zur Sprech-, Singe- und Fremdsprachenschulung   140

15. Anwendungsgebiete   145

16. Schlußwort   147

Glossar°   149

Literaturliste / Buchempfehlungen   156

°Alle mit * versehenen Fachbegriffe sind dort erklärt.

Vorwort

Schon Clara Schlaffhorst und Hedwig Andersen – die Gründerinnen der heutigen Schule Schlaffhorst und Andersen für Atem-, Sprech- und Stimmbildung in Bad Nenndorf/Niedersachsen – haben um die Jahrhundertwende an der Verbesserung der gesamtkörperlichen Wahrnehmung, des Hin-Hörens und der Atem- und Stimmbildung gearbeitet. Sie erkannten, daß sich die wechselseitig bedingten Zusammenhänge von Seele, Geist und Körper im täglichen Leben widerspiegeln und sich in einer guten oder schlechten Atemführung, Körperhaltung, Stimme und Stimmung ausdrücken. Noch heute führen die Ausbildungswege der Schule Schlaffhorst und Andersen über die Eigenerfahrung des Schülers, wobei die Schulung der aufgerichteten Körperhaltung, die ich als 'ganzkörperliche Horchhaltung' bezeichnen möchte, für den Atem-, Sprech- und Stimmlehrer von großer Bedeutung sind. Das Ziel dieser Ausbildung ist, zu einer besseren Eigenwahrnehmung und Entwicklung der eigenen Persönlichkeit zu gelangen, bevor die Ausbildung in die Arbeit an dem Patienten mündet. Das erfahrbare Wissen um die Zusammenhänge von Atmung-Haltung-Horchen-Stimme-Stimmung-Sprechen- und Bewegung geben dem jungen Menschen in dieser musisch-therapeutischen Ausbildung die Grundlage einer harmonischen Entwicklung von Seele, Geist und Körper.

In den ersten 25 Jahren meiner beruflichen Tätigkeit in der Atem-, Sprech- und Stimmbildung sowie als Logopädin stieß ich immer wieder auf die gleichen Muster von verbalen Wiedergabestörungen auch einfacher sprachlicher oder stimmlicher Aufgaben. Es wunderte mich, welche Schwierigkeiten manche Kinder in der logopädischen Behandlung hatten. Scheinbar einfache artikulatorische* Übungen konnten nur mit Mühe in die Spontansprache einbezogen werden, neu zu erlernende Worte wurden verstümmelt wiedergegeben, grammatikalisch unrichtige Sätze konnten nur unter großen Schwierigkeiten und ständigen Wiederholungen von dem Übenden korrigiert werden bzw. blieben lange bruchstückhaft. Die Klage mancher Eltern 'er/sie hört nicht hin' wurde vielfältig und resigniert geäußert. An den unglücklichen und oft aggressiv-verzweifelten Ausbrüchen vieler Kinder sah ich, wie ungerecht die Annahme von Eltern, Therapeuten und Lehrern war, das Kind verweigere absichtlich die Mitarbeit bzw. die positive Grundhaltung zu sich selbst und seinen Mitmenschen. Viele dieser Kinder sah ich sehr intensiv und mit einer geradezu tiefen Innerlichkeit im Umgang mit Tieren oder dem Lieblingsspielzeug schmusen und sprechen. Warum also konnte diese Zuwendung nicht auf die Familie, Geschwister oder Freunde übertragen werden? Warum schotteten sich diese Kinder ab, hörten nicht zu, machten den Eindruck, als könnten sie nicht verstehen und wollten lieber alleine bleiben? Psychologen sprachen von Sprechangst, die diese Kinder beherrsche. Aber woher kam diese, zumal gegenüber Eltern, die sich in liebevoller und immerwährender Geduld und Ermutigung um das Kind sorgten? Bei manchen meiner kleinen Patienten stellte ich visuelle Wahrnehmungsbeeinträchtigungen fest. Aber auch nach deren Korrektur gab es kaum eine Besserung ihres Verhaltens. Bei anderen Kindern war die Graphomotorik (Schreibweise) zittrig und auffällig. Doch alle Schönschreibeübungen machten die Kinder nur noch zappeliger und verzweifelter. Bei wieder anderen war die Zeitspanne der Umsetzung vom Hören zur verbalen bzw. handlungsbezogenen Reaktion deutlich verlangsamt. Ebenso verhielt es sich mit dem artikulatorischen Sprechablauf mancher Kinder. In den Praxen der wenigen Fachkollegen, die es in den 60er Jahren gab, wurden ähnliche Beobachtungen gemacht. Es schien auch dort die immer gleichen Stillstände und schwierigen Therapieabläufe zu geben.

In den Folgejahren beobachteten Eltern, Lehrer und Therapeuten bei vielen Kindern ein Ansteigen von Verhaltensauffälligkeiten, die sich unter anderem auch in einem Nicht-mehr-hinhören-wollen äußerten. Das Organ Ohr und entsprechende HNO-Untersuchungen gaben jedoch keine Aufschlüsse. Die Hörfähigkeit war sogar in vielen Fällen ausgesprochen gut. So wurden manche dieser Kinder als verhaltensgestört abgestempelt und in die dafür eingerichteten Sonderschulen geschickt.

Diese Maßnahmen machten mich im Laufe der Jahre immer stutziger und unzufriedener, zumal ich immer weniger eine Antwort auf die seelische Not dieser Kinder und ihrer Eltern fand. Tragisch war es, wenn Kinder trotz all unserer fachtherapeutischen und pädagogischen Bemühungen nicht oder nur schleppend vorankamen, die Leistungen unbefriedigend blieben oder sich sogar verschlechterten. Bei manchen dieser Kinder nahmen die Verhaltensprobleme zu, je mehr wir uns bemühten. Auch gut begabte Kinder mußten schließlich wegen einer isolierten Störung beim Lesen, der Rechtschreibung oder einer ausgeprägten Rechenschwäche die Sonderschulen besuchen, in denen sie mit der Zeit, sicherlich verstärkt durch ihre unglückliche Situation, durch zunehmende Verhaltensstörungen auffielen. Erwachsene kamen in meine Praxis, die sich – trotz fachtherapeutischer Unterstützung in der Kindheit und Jugend – nie getrauten, ihrem geistigen Niveau entsprechende berufliche Möglichkeiten oder Aufstiegschancen wahrzunehmen, und weiterhin mit psychosomatischen* oder psycholinguistischen* Problemen zu kämpften hatten. Ähnliche Situationen fand ich bei den stimm- und sprechtherapeutischen Maßnahmen in der Schauspielschule und in der Arbeit mit Sängern vor. Trotz guter bis sehr guter darstellerischer Begabungen konnte der gewünschte Berufsweg oftmals nicht eingeschlagen werden, weil entsprechende Stimm- und Sprechübungen von dem Schüler kaum umgesetzt werden konnten, die Stimmen nicht laut tönend eingesetzt, Töne nicht gehalten, an- oder abschwellend exakt geübt werden konnten. Hätte ich nicht immer wieder gute und sehr gute Therapieerfolge gehabt, wäre ich damals an mir selbst und meinem Können verzweifelt. Die Frage nach dem Warum der mangelnden Umsetzung verbaler (sprachlicher) Therapieangebote wurde mit den Jahren zwangsläufig immer drängender, zumal auch die ärztliche Betreuung mancher meiner Patienten durch meinen ehemaligen Mann, Rainer Hänisch, hinsichtlich der somatischen Belastungen nur in Teilbereichen eine Verbesserung erbrachte, die Patienten aber weiterhin über eine Art Unordnung beim Denken, Sprechen und Schreiben klagten.

So machte ich mich auf die Suche nach dem fehlenden Mosaiksteinchen und stieß auf das Thema der *zentralen Hörverarbeitungsstörungen*. Die grundsätzliche Erkenntnis, daß die Stimme nur das wiedergeben kann, was das Ohr hört (Tomatis), hatte ich ja ganz direkt und immer wieder in meiner stimmbildnerischen Arbeit an den Patienten aller Altersgruppen erfahren. Dennoch war mir der Zusammenhang bis dahin nicht in dieser Deutlichkeit bewußt geworden, obwohl uns allen bekannt ist, daß taube Menschen nicht oder nur unvollkommen sprechen lernen, weil sie weder die Mitmenschen noch sich selbst hören können. Dieses Wissen betraf aber bis jetzt nur das Organ Ohr. Nun erfuhr ich in einem Vortrag, daß Hören nicht nur das Ohr meint, sondern auch das sogenannte Hörgehirn und die Verarbeitung des Gehörten. Und dieses Hörverarbeitungszentrum kann nicht nur folgerichtig, sondern auch fehlprogrammiert arbeiten, wurde gesagt. Sollte das der Schlüssel zu den vielen und langwierig verlaufenden Sprech- und Sprachstörungen sein? Und was war mit den Lese-Rechtschreibeproblemen mancher Kinder? Hörten sie richtig und ordnete irgend eine auditive* Bahn nur falsch ein? Dem wollte ich unbedingt weiter nachgehen und traf schließlich in Paris auf Prof. Dr. med. Alfred A. Tomatis, HNO-Arzt, Phoniater, Erforscher der Zusammenhänge von Hören-Können und Hören-Wollen und Begründer der Audio-Psycho-Phonologie (APP). Zwei Jahre lang fuhr ich immer wieder in sein Institut, um das Geheimnis seiner Therapieerfolge zu ergründen. Ich wollte einfach nicht wahrhaben, daß all mein bisheriges therapeutisches Bemühen und Können, die vielen Fortbildungen und Fachgespräche nur bedingt richtig waren. Mit der Zeit begriff ich, daß der 'Fehler' in der Nichtbeachtung der auditiven Wahrnehmungsfähigkeit bzw. der auditiven Verarbeitung lag. Es war dann, wie so oft im Leben, ein ganz einschneidendes Erlebnis in der Kindergruppe seines Instituts, das mich zwang, die Zusatzausbildung zur Audio-Psycho-Phonologin mit dem Ziel zu machen, diese neue Methode auch in Deutschland einzuführen. Die von Prof. Tomatis begründete APP beruht auf empirischen* Forschungsergebnissen und Erfahrungen (siehe Leupold in: Rohde-Köttelwesch 1996), einer neuen Art der audiometrischen Prüfung (Horchtest) und völlig neuer therapeutischer Maßnahmen. Die in diesem Buch geschilderte audio-vokale Integration und Therapie baut auf diesen Erkenntnissen auf. Schon bald habe ich die sehr positiven Auswirkungen und Unterschiede, verglichen mit herkömmlichen Therapiemethoden, sehr deutlich erfahren. Diese waren so gravierend, daß ich begann, einzelne Fallbeschreibungen und Behandlungsverläufe mit der Videokamera und auf Dias festzuhalten und diese bei Fachkollegen und Ärzten vorzustellen.

Meine jahrzehntelange Berufserfahrung in herkömmlichen Therapiemethoden gestattete mir zudem die Weiterentwicklung neuer Beobachtungskriterien aus der APP und deren Auswirkungen in der Anwendung der audio-vokalen Integration und Therapie zu berücksichtigen. So konnte ich den Bereich der Logopädie differenzieren und erweitern. Die Sprachanbahnung mit kleinen Kindern wurde in die audio-vokale Integration und Therapie aufgenommen und zu kindgerechten logopädischen Maßnahmen umgestaltet, die Atem-Stimmbildung unter neue therapeutische Voraussetzungen gestellt und eine völlig neu erarbeitete Horch-, Sprech- und Schreibschulung mit geflüchtigen Aphasikern und Schädel-Hirnverletzten angeboten.

Die Veränderung des gesamten sprachtherapeutischen Angebotes war nötig, da die aus Frankreich eingedeutschten Übungen bisher weder in der Sprachmelodie noch Vokalisation unseren ethnischen Hör- und Sprechgewohnheiten entsprechen. Die audio-vokale Integration und Therapie[1] enthält nun alle Elemente der Logopädie, Sprachanbahnung und der Atem-, Sprech- und Stimmbildung von Schlaffhorst und Andersen. In der Arbeit mit Körperbehinderten werden, wie bisher in meiner Praxis, die Elemente von Bobath berücksichtigt.

Desweiteren konnte ich bei dem Horchtest zusätzliche Differenzierungen in den nonverbalen Antworten der Probanden herausfinden und ausarbeiten, so daß nun eine größere Genauigkeit der Untersuchungsergebnisse gewährleistet ist. Daher nenne ich diese audiometrische Untersuchung nun Zentraler Hörverarbeitungstest (ZHVT) und nicht, wie in der herkömmlichen APP bzw. der auditiven HNO-Prüfung üblich, Hör- oder Horchtest. Der ZHVT unterscheidet sich von den bisherigen Hörtesten der Hals-Nasen-Ohrenärzte in den Bereichen der auditiven Wahrnehmung und deren Verarbeitung in allen nachfolgend aufgeführten Punkten. Die Ergebnisse des ZHVT sind in Verbindung mit einer sehr ausführlichen Anamneseerhebung die entscheidenden Grundlagen für die audio-vokale Integration und Therapie.

Auf Grund der neuen Untersuchungsergebnisse und Behandlungserfolge muß ich davon ausgehen, daß bei Patienten, deren atem-, stimm- und sprachtherapeutische Schulung bzw. logopädische Übungen nur unbefriedigende Ergebnisse brachten, zentrale Hörverarbeitungsstörungen vorgelegen haben müssen. Das würde bedeuten, daß wir Fachtherapeuten, Ärzte, Kindergärtner und Lehrer[2] bisher nur immer an einem Symptom gearbeitet haben, nie aber den kausalen* Zusammenhang von zentralen Hörverarbeitungsstörungen und Sprachentwicklungsverzögerungen, Lese-Rechtschreibe- und Rechenschwächen, Verhaltensstörungen, Stimmproblemen, Intonationsunsicherheiten* usw. erkannt haben. Heute bestätigt die Zusammenarbeit mit Fachtherapeuten und Ärzten diesen Verdacht. Daraus

---

[1] Therapie ist hier gemeint im Sinne von: Pflege des Hörens, der Pädagogik des Lauschens

[2] Ich werde im folgenden von Therapeuten, Lehrern usw. reden, da ich der Unsitte des Anhängsels Therapeuten/Innen nicht folgen mag. Allen Frauen sei Dank!

müßte sich zwangsläufig ergeben, daß Patienten, deren logopädische Behandlung nahezu erfolglos bleibt, Menschen, die immer wieder unter sprachlichen Mißverständnisse leiden (Keiner-versteht-mich-Gefühl), Kinder und Jugendliche mit kaum therapierbaren Sprach-, Lern- und Verhaltensauffälligkeiten, Hörbeeinträchtigungen – auch die, die bei medizinischer Abklärung ohne gravierenden Befund bleiben u.v.m. – auf (zusätzliche) zentrale Hörverarbeitungsstörungen geprüft werden sollten.

Inzwischen konnte ich meine Arbeit auf vielen Kongressen und Fortbildungsveranstaltungen vorstellen. Die vielen und drängenden Anfragen nach schriftlichen Aufzeichnungen meiner Ausführungen haben mich bewogen, meine Erfahrungen zusammenzufassen. Mit diesem Buch möchte ich aufzeigen, daß zentrale Hörverarbeitungsstörungen nicht nur als isolierte Störung aus der frühen Kindheit zu betrachten sind, sondern daß sie bei jedem Menschen z.B. nach einer schweren Erkrankung, als Folge einer Narkose usw. auftreten können. Dies ist kein Buch über längst bekannte und ausgiebig gut beschriebene Sach- und Fachthemen, sondern vielmehr ein Erfahrungsbericht über noch nicht allgemein bestätigte, aber mögliche Ursachen und Zusammenhänge von Verhaltensauffälligkeiten, die hier unter der Sicht zentraler Hörverarbeitungsprobleme beschrieben werden sollen. Entsprechende themenbezogene Grundlagenbücher kann sich jeder Leser zusätzlich in den Büchereien besorgen. Eine entsprechende Buchliste findet sich im Anhang. Mir ist wohl bewußt, daß ich zum jetzigen Zeitpunkt nur Fragen aufwerfen kann. Das tue ich jedoch mit der Hoffnung, daß diese aufgenommen, diskutiert und endlich gründlich erforscht werden mögen. In diesem Sinne danke ich für die gute Zusammenarbeit mit aufgeschlossenen Ärzten und Therapeuten, die vielen kritischen Fragen, die Rückmeldungen bei Langzeitbeobachtungen und die ermunternden Worte, die mich schließlich bewogen, mich dieser Aufgabe, des Beleges meiner Arbeit, zu stellen.

1. Was sind zentrale Hörverarbeitungsstörungen*?

Wie der Name schon verdeutlicht, wird Gehörtes im Hörgehirn nicht richtig verarbeitet oder falsch zurückgeschickt. Alle nachfolgend beschriebenen Störungen können – auch bei *intaktem* (!) Gehörorgan – einzeln oder gemeinsam auftreten. Diese Hörverarbeitungsstörungen sind völlig unabhängig von der Intelligenz eines Menschen und können sowohl 'Überbleibsel' aus der frühen Kindheit sein, als auch nach schweren Erkrankungsprozessen neu auftreten (siehe Leupold in: Rohde-Köttelwesch 1996). Sie werden immer nonverbal* und getrenntohrig mit einem dafür entwickelten Spezialaudiometer ermittelt. Die Handhabung des Audiometers, die Diagnostik und die anschließenden therapeutischen Maßnahmen bedürfen einer speziellen Ausbildung in der Audio-Psycho-Phonologie (Methode Tomatis) und eines möglichst fundierten therapeutischen Hintergrundes.

Die nachfolgenden Abschnitte geben einen Einblick in die verschiedenen Hörwahrnehmungsstörungen, wobei jede einzelne wiederum verschieden stark ausgeprägt sein oder in Kombination mit einer anderen auftreten kann. Hörverarbeitungsstörungen sind primär völlig unabhängig von der Intelligenz eines Menschen, können das Entwicklungsergebnis aber auf Dauer mindernd beeinflussen. Im einzelnen kennen wir heute:

1.1 Die blockierte auditive* Wahrnehmung

Der Begriff meint, daß der Mensch zwar hört, Sprache und Tonunterschiede aber nur schwer oder gar nicht unterscheiden kann. Die Selektion (Auswahl) und die Verarbeitung des Gehörten ist erschwert, kann sogar blockiert sein. Der Betroffene zeigt sozusagen ein blockiertes Hörunterscheidungsvermögen (akustisches Diskriminationsproblem), obwohl das Organ Ohr oft völlig gesund ist und die üblichen HNO-Untersuchungen keinerlei Hinweise für Hörprobleme ergeben. Diese Diskriminationsstörung wird – so weiß man heute – vom Thalamus* verursacht. Er hat die Fähigkeit, efferente* und afferente* Impulse weiterzuleiten oder zu blockieren. Demnach könnte man auch von einer Thalamusblockade sprechen. In diesem Fall ist das Tor zum Bewußtsein verschlossen. Ein auditiv wahrnehmungsgestörter Mensch hört, *daß* gesprochen wird, hat aber

Probleme, den tieferen Sinn oder Hintergrund des Gesagten, also *was gemeint* wurde, einzuordnen.

Wir haben es in diesem Fall nicht nur mit der Klangaufnahme über das meist intakte Ohr zu tun, sondern mit der Weiterleitung und der Verarbeitung des Gehörten. Auf der einen Seite haben wir das Außenohr (peripheres Hören), welches Schall und Geräusche zunächst aus der Luft über das Trommelfell aufnimmt. Diese akustischen Impulse oder Reize werden dann durch die Arbeit der Gehörknöchelchen (der Mittelohrmechanik) an das Innenohr weitergeleitet. Dort werden sie z.T. in elektrische und/oder chemische Reaktionen umgewandelt und wandern nun über die Nervenbahnen zu ihrem Bestimmungsort, dem Hörgehirn. Dort werden diese Impulse eingeordnet, sozusagen als Wort- oder auch nur Klangbilder in unserem Bewußtsein aufgenommen. Man könnte vereinfacht ausdrükken, daß das Ohr als Aufnahmeorgan, das Hörgehirn als Empfangsorgan und beides, sowie auch der Weg dorthin, als wechselseitige Schaltprozesse funktionieren müssen. Wenn der Thalamus, unser Tor zum Bewußtsein der Sprache, 'zu' ist, werden oft nur einzelne Wort- oder Satzfetzen analytisch* richtig erkannt und in Folge richtig beantwortet. In einem Dialog zweier Menschen, die Sprache unterschiedlich (selektiv oder blockiert) wahrnehmen und verarbeiten, wundern sich beide Gesprächspartner über die ständigen Mißverständnisse. Manche Menschen, die diese Verständnisschwierigkeiten bei sich selbst kennen, nehmen sich daher zu wichtigen Gesprächen einen Zuhörer/Protokollisten mit oder machen sich während des Gesprächs Notizen. Wohlgemerkt, diese Störung hat primär* nichts mit der Merkfähigkeit zu tun. Letztere kann aber als zusätzliche Behinderung störend wirken. Wenn die unmittelbare Wiederholung der Frequenzänderungen unterschiedliche Ergebnisse bringt und man den Eindruck gewinnt, der Proband sagt nur das, was er glaubt, sagen zu müssen, könnte ein Verdacht auf Vergeßlichkeit, momentane Ermüdung oder ein Verständnisproblem bestehen. In diesem Falle sollte der Test zu einem anderen Zeitpunkt wiederholt bzw. das Kurzzeitgedächtnis gesondert geprüft werden. Hinweise für eine isolierte Kurzzeitgedächtnisstörung können auch die Anamnese bzw. ganz gezielte Fragen zu entsprechenden täglichen Verhaltensweisen ergeben. In dem Kapitel 'Hinweise zur groben Prüfung von akustischen und motorischen Wahrnehmungsstörungen' können Sie im Eigenversuch evtl. vorkommende Störungen bei sich selbst ausfindig machen.

1.2 Die akustischen Irritationen – eine Fehlhörigkeit des Trommelfells

Die Irritationen zeigen an, daß die auf das rechte Trommelfell eingegebenen Töne nicht auf diesem gehört, sondern zunächst auf dem anderen, dem linken Ohr wahrgenommen werden, und auch umgekehrt. Auf der Kennlinie des Hörverarbeitungstests werden diese „Ohrverwechslungen" auf der Luftleitung (abgekürzt LL, auch Trommelfellprüfung genannt) mit jeweils einem x markiert. Oft zeigen sich diese im Sprachbereich zwischen 1000 und 3000 Hz gleichzeitig mit einer tiefen „Schaukel" der LL-Kennlinie. In der Hörverarbeitungsaudiometrie wird der Proband so lange mit den gleichen, aber immer lauter werdenden Tönen „befragt", bis er diese „auf dem richtigen Ohr" angibt. Somit ergibt sich ein Hörbild wie im Beispiel a) dargestellt. Der Proband hört erst bei einer Lautstärke von +50 dB richtig. Kommen Patienten aus der HNO-Audiometrie zu mir, wird mir gesagt, daß das Ohr untersucht und nichts festgestellt wurde. Ich nehme an, daß bei der HNO-Prüfung „nur" die Reaktion des Hörens an sich ermittelt wurde, nicht aber die präzise Zuordnung, auf welchem Ohr gehört wird. Dann natürlich sieht das Hörbild wie im Beispiel b) dargestellt aus (dicke Linie).

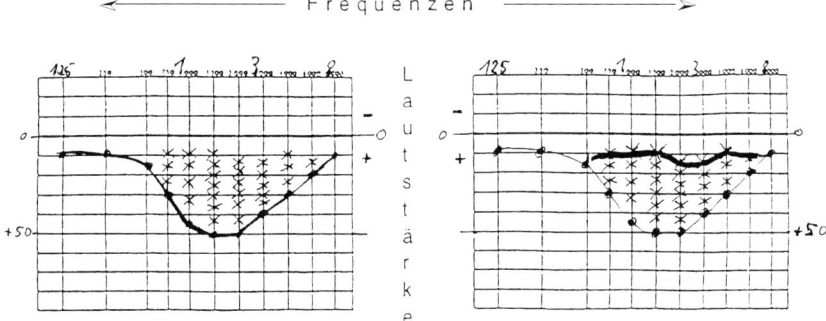

a) Tatsächlicher auditiver IST-Zustand der LL nach meiner audiometrischen Hörverarbeitungsprüfung <u>mit genauer Zuordnung zu dem Prüfungsohr</u>. Das wirkliche Hörvermögen liegt im Sprachbereich bei einer Lautstärkeneingabe von +50 dB ➡ stark Minder- bis Schwerhörigenbereich.

b) Dicke obere Linie ➡ Ergebnis des auditiven Reaktionstests in der üblichen HNO-Abklärung <u>ohne</u> genaue Zuordnung zu dem Prüfungsohr. Die <u>unwirkliche Hörlinie</u> liegt bei dB +10. Das Hörvermögen ist nur scheinbar gut. Das bescheinigte Ergebnis lautet jedoch „o.B.".

Das Ergebnis b) zeigt also ein gut hörendes Ohr ohne Befund (im medizinischen Fachausdruck o.B.). Bei diesem Untersuchungsergebnis sind weder die Irritationen (alle mit x dargestellt) noch die Minderhörigkeit berücksichtigt. Bestätigt wird mir dieses Untersuchungsergebnis durch die Mütter, die plötzlich wissen, warum ihr Kind nur reagiert, wenn sie es anbrüllen. Auch wird Verwunderung geäußert zum Zeitaufwand, zur Differenzierung, zur Gründichkeit und zum Ergebnis meiner audiometrischen Untersuchungen. Die ausführlichen und oft langwierigen Aufklärungen über das Testergebnis und das Warum der so anderen Prüfung und Auswertung läßt viele Patienten, besonders oft LRS-Kinder, in Tränen ausbrechen. Wieviel Zeit wurde da vertan, wie viele schlechte Noten, Rügen, Prügel und Verzweiflungen mußten erduldet, wieviel Diskriminierung mit dem Weg der Sonderschule täglich erlitten werden. Das ist nicht mehr nur eine Frage der Hörverarbeitung sondern weitet sich allmählich – durch die Zunahme von Verhaltensauffälligkeiten bei Kindern und Jugendlichen und der viel zu hohen Suizidrate von Schulkindern – zu einem Problem unserer Gesellschaft aus.

Bei Kindern, die gerade mit dem Sprechen beginnen, zeigen sich die Auswirkungen dieser Irritationen beim Erlernen neuer Worte. Diese werden, trotz aller Korrekturen, immer wieder falsch und bis zur Unkenntlichkeit verstümmelt, wiedergegeben. Oft entwickeln diese Kinder in kürzester Zeit eine eigene Sprache, die weder die Eltern noch Fremde verstehen. Im weiteren Verlauf, etwa im vierten Lebensjahr, haben alle Eltern sprechgestörter Kinder die größten Sorgen und suchen meistens zunächst den Kinderarzt auf. Da die meisten Kinderärzte keine entsprechenden Testverfahren anbieten (können), werden die Eltern oft mit den Worten 'das gibt sich noch' beruhigt. Manche Eltern erhoffen sich Rat von Fachtherapeuten, müssen aber auch hier hören, ihr Kind sei noch nicht reif genug für eine logopädische Behandlung oder die Warteliste sei zu lang, man könne sie erst in einem Jahr berücksichtigen usw. Diese Aussagen höre ich besonders dann, wenn es sich um Kinder mit zusätzlichen Problemen, wie z.B. Morbus-Down-Syndrom, schwerster Hyperkinesie oder autistischen Verhaltensweisen handelt. Ich finde – und das möchte ich einmal sehr deutlich aussprechen –, daß sich diese Kollegen und Ärzte nicht genügend in die Not dieser Eltern und Kinder hineindenken. Die Behandlung und Entwicklung des Hörgehirns sowie der Sprachanbahnung muß gerade bei diesen Kindern sehr ernst genommen und möglichst früh begonnen werden. Wir wissen, daß das Hörgehirn mit 2 Jahren seine Entwicklung abgeschlossen hat. Im vierten Lebensjahr eines sprechgestörten Kindes bleibt also nicht mehr viel Zeit, um Hören und Sprechen nachträglich zu schulen und auf einen Stand der Norm zu bringen, der ja ganz wesentlich für die Einschulung der Kinder ist! Deshalb muß eine Förderung in dem Moment erfolgen, in dem die Mütter darauf hinweisen, daß „da etwas nicht stimmt". Mit Schulbeginn dieser Kinder sehen sich die mehrmals abgewiesenen Eltern nun dem Vorwurf ausgesetzt, warum sie nicht oder erst so spät für die Förderung ihres Kindes gesorgt haben. Meine Erfahrungen über solche und ähnliche Vorkommnisse wachsen sich ins Unerträgliche aus. Es liegt nicht nur daran, daß es zu wenig Fachkräfte gibt, sondern auch an der mangelnden Einweisung in geeignete, zu Hause durchzuführende Übungen. Mit der Ausarbeitung eines sinnvollen Übungsprogramms könnten Eltern, die auf einen Behandlungsplatz warten, z.B. eine spielerische Frühförderung für ihr Kind einleiten. (Die Betonung liegt auf spielerisch!). Diese Behandlungspläne könnte man z.B. als eine sinnvolle Praktikumsmaßnahme angehender Logopäden, Atem-, Sprech- und Stimmbildner, Sprachheiltherapeuten usw. in Zusammenarbeit mit dem jeweiligen Fachkollegen und den Eltern als sogenannte Hospitationspraxis erarbeiten. Die Handhabungen und Auswirkungen der häuslichen 'Spiel-Sprechstunde' könnten monatlich überprüft werden. Elternschulung in Kleinstgruppen ist ein wunderbares Mittel zur Förderung der 'Wartekinder' und dem Erfahrungsaustausch aller besorgten Eltern miteinander. Ich bin nicht dafür, daß Mütter zu Therapeuten ihrer Kinder werden, aber die Hilflosigkeit und das Alleingelassensein dieser Eltern finde ich unerträglich. Gerade bei der Irritationsstörung ist das Ordnen des richtigen Hörverarbeitungsweges eine oft sehr langwierige Arbeit. Möglicherweise bräuchte es erst gar nicht zu diesen Störungen zu kommen, wenn mehr gezielte Eltern-Kind-Maßnahmen in der Frühförderung angeboten werden würden.

1.3 Die akustische Raumorientierung

Sie zeigt an, daß akustische Signale räumlich geortet werden können. Liegen hier Störungen vor, so muß der Betreffende die jeweiligen Schallquellen optisch suchen. Fallende Gegenstände, plötzliches Poltern, Kreischen, Schreien usw. können bei diesem Orientierungsproblem Schrecksituationen und Herzklopfen hervorrufen. Die damit verbundene Unsicherheit macht Angst. Deshalb werden die Raumorientierungsblockaden in der audio-vokalen Diagnostik* auch Angstblockaden genannt. Die Aufmerksamkeit für die begonnene Arbeit (z.B. Diktat schreiben, knifflige Rechenaufgaben lösen usw.) ist für jeden akustisch fehlorientierten Menschen gestört, sobald die Arbeitsstille unterbrochen wird. Er findet sich in diese erst wieder sehr mühsam ein.

Im Straßenverkehr ist die Orientierung auf Gefahrenquellen besonders schwierig. Gerade Kinder sind durch diesen Mangel des richtungsweisenden Hörens sehr gefährdet. Aber auch ältere Menschen, die zusätzlich häufig unter Drehschwindel und einer verminderten Hörfähigkeit leiden, sind durch die mangelnde akustische Richtungswahrnehmung sehr unsicher und ängstlich. In lauten Klassen/Arbeitsgruppen usw. ist die akustische Orientierung auf den Lehrer, den Sprechenden, fast nicht mehr möglich. In großen Hallen, wo der Klang nicht gebündelt werden kann, sind diese Menschen besonders desorientiert und daher, z.B. beim Sport, oft unsicher und ungeschickt. Fällt ein Kind gerade hier durch Unsicherheit auf, sollte zunächst eine Abklärung beim Augenarzt erfolgen. Wenn kein Augenfehler beim schnellen Wechsel der Nah-Fern-Nahsicht oder eine Kurzsichtigkeit vorliegen, muß man unbedingt die Möglichkeit von akustischen Raumorientierungsblockaden bedenken. Es ist wenig hilfreich, dem Kind zu sagen, „nun mach schon, stell´ dich nicht so an" usw. Hier braucht es die Frage nach dem Warum der Angst oder Unsicherheit. Das Kind wird sicherlich nicht wissen, warum es z. B. in der Turnstunde besonders ängstlich ist. Es wird aber vielleicht antworten, daß es den großen Raum, die Turnhalle, die Geräusche, den Krach nicht mag. Der Lehrer sollte prüfen, ob diese Kinder die Aufgaben und Anforderungen besser erfüllen können, wenn er sprechend direkt neben ihnen steht. Wenn ja, kann man von einer akustischen Desorientierung ausgehen und es muß eine entsprechende Regulierung erfolgen. So wie das Auge räumlich sehen kann, so kann auch das Ohr räumlich hören, d.h. die Richtung, aus der ein Klang kommt, erkennen. Dieses ist eine sehr wichtige Funktion, die auch mit dem im Innenohr liegenden Gleichgewichtssinn zu tun hat, der gerade bei sportlichen Leistungen gefordert ist.

1.4 Was bedeutet Lateralisierung?

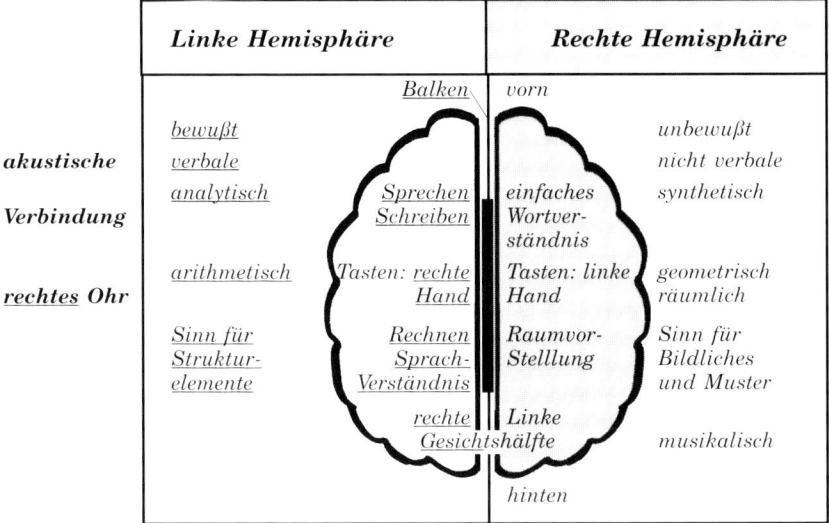

Die Hemisphären des Großhirns

Die Lateralisierung bezieht sich in der Fachliteratur auf die Hemisphärendominanz der Hirnhälften. Wie der Name Dominanz sagt, gibt es immer eine Hirnhälfte, die bevorzugt angesprochen wird und arbeiten muß, während die jeweils andere sekundär* beteiligt ist. So wissen wir inzwischen, daß die linke Hirnhemisphäre die Kontrollinstanz für die rechte Körperseite und deren motorische Abläufe ist, sowie zuständig für Sprache, Lesen und Rechnen. Die rechte Hirnseite ist hingegen für die linke Körperseite, den Empfindungsbereich und die Erinnerungen zuständig. Wenn eine der Hirnhälften dominant und funktionell richtig arbeitet, sind auch immer die dazu gehörigen Nervenbahnen und -impulse mit ihren Arbeitsmechanismen angeschlossen, sofern es bei diesen keine anatomisch bedingten Unterbrechungen gibt. Diese verschiedenen Leitungsbahnen, die man auch Nervenäste nennt, leiten die Impulse, bei jeweils richtiger 'Schaltung' über die peripheren Sinnesorgane wie Auge, Ohr, Finger oder die Haut zu den jeweiligen Hirnhälften. Nun wird also auch deutlich, daß die zwei Hemisphären, also die linke und die rechte Hirnhälfte, ihre Arbeit niemals exakt in der gleichen Weise vollführen. Jede Hirnhälfte hat ihre eigene Aufgabe. Beide können aber auch ergänzend zueinander arbeiten. Die meisten sensorischen und motorischen Funktionen kreuzen sich auf ihrem Weg zum Hirnstamm und gelangen so auf die andere, ihre bestimmende Seite. Deswegen wird auch in meiner anamnestischen Untersuchung immer gefragt: 'Hat Ihr Kind gekrabbelt? Wenn ja, wie (in welchem Krabbelmuster) und wie lange?' und u.a. untersucht, ob der Prüfling mit der rechten und linken Hand eine schwungvolle Bewegung über die Körpermitte vollziehen kann, mit der rechten Hand das linke Knie erreicht usw. Diese zusätzlichen Fragen geben mir die ersten Hinweise auf den Ablauf eines einwandfreien oder gestörten Überkreuzmusters bzw. die Betonung einer motorischen Einseitigkeit und damit mögliche Erklärungen über einige der Probleme, mit denen der Patient in meine Sprechstunde kam. „Eine detailreiche Raumwahrnehmung, Sprache und Sprechvermögen sowie kognitives Denken sind die umfassendsten Funktionen des Gehirns. Sie erfordern ein sehr exaktes Handeln der beiden Hirnseiten. Die Hirnhälften können jedoch nur gut zusammenarbeiten, wenn der Hirnstamm einwandfrei funktioniert" (A. J. Ayres).

1.5 Die Linkshörigkeit – der lange Weg des Schalls

Im Hinblick auf die auditive Lateralisierung, rechtes Ohr linke Hirnhälfte, gilt das primäre Hören mit dem linken Ohr als eine Hörverarbeitungserschwernis. Anatomisch* ist bekannt, daß die Hörnervenbahnen des rechten Ohres auf kürzerem Wege zu dem in der linken Hirnhälfte liegenden Sprachzentrum führen als die der linken Ohrseite (Kreuzungsbahnen). Um diesen anatomisch bedingten, schnellen Hörweg zu aktivieren, müßte jeder Mensch sein rechtes Ohr als Hinhör- und Kontrollohr (Telefonohr!) benutzen. Auf der längeren, linken Hörbahn gehen dagegen viel zu viele Obertöne verloren, die wir als Energiespender jedoch dringend benötigen, um z. B. konzentriert arbeiten zu können. Ein mit dem linken Ohr hörender Mensch muß vermehrte Kräfte einsetzen, um diesen Verlust auszugleichen – und fühlt sich daher öfter erschöpft als der Rechtshörende. Je länger der Hörweg ist, desto mehr verlängert sich aber auch die Reaktions- bzw. Latenzzeit (im nachfolgenden Kapitel erklärt). Die gemessene Latenzzeitverzögerung beträgt bei einem linkshörenden Menschen ca. 0,7 Sek. Das entspricht etwa einer ganzen Silbe. Ein anderes Bild mag das noch eindringlicher verdeutlichen.

Stellen Sie sich vor, Sie stünden ca. 120 Meter von Ihrem Gesprächspartner entfernt und sollten nun durch allen Krach und Nebengeräusche heraushören, was er Ihnen sagt. Der mit dem linken Ohr hörende Mensch reagiert folglich oftmals zu spät. Der Volksmund hat dafür verschiedene Ausdrucksweisen gefunden, wie z.B. 'lange Leitung', 'Du hörst wohl auf dem falschen Ohr', begriffsstutzig usw.. Mit den heutigen Untersuchungsergebnissen wissen wir, daß mit diesen instinkthaft ausgesprochenen Beobachtungen die akustische Nichtanknüpfung an den direkten Hörweg gemeint war. Daß sich das auch auf die Körperhaltung und Gemütsstimmung auswirkt, zeigt sich in dem Ausspruch: 'Der ist heute mit dem linken Bein aufgestanden'. Jeder hat dieses Gefühl 'Mir ist eine Laus über die Leber gelaufen' schon einmal erlebt. Es gibt Tage, an denen man sich unwohl fühlt, kraftlos ist, nicht reden mag, alles langsamer geht, man 'Zwei linke Hände hat' und 'Über die eigenen Beine stolpert', schlicht gesagt, 'Das ist heute nicht mein Tag'. Wer sich im Spiegel anschaut, kann an seiner Mimik sehen, daß die Mundbewegungen beim Sprechen zum linken Ohr zeigen. Das linke Ohr ist jetzt das akustische Aufnahmeorgan. Dieser Zustand ist, bei sonst rechtshörenden Menschen, ein vorübergehender und hat wenig zu tun mit der oben beschriebenen, verankerten Linkshörigkeit. Ein akustisch gut lateralisierter Mensch wird immer beide Hirnhemisphären bzw. alle zur Verfügung stehenden Bahnen benutzen können. Es ist daher müßig, darüber nachzudenken, warum es gerade jetzt, in diesem Moment, so schlecht geht. Im Zusammenhang mit dieser Linkshörigkeit kann man beobachten, daß der Körper seine natürliche Spannkraft verloren hat oder daß zu viele Kräfte eingesetzt werden und es dadurch zu Verspannungen kommt. Bei akustisch richtiger, also der Hirnhemisphäre entsprechender Lateralisierung, benutzen die Menschen immer das rechte Ohr als Kontrollohr, wenden dieses dem Gesprächspartner, der Schallquelle, zu und zeigen im allgemeinen eine gute Körperspannung/Horchhaltung. Selbstverständlich gilt diese Aussage nur, wenn beide Ohren organisch gesund sind und gleich gut hören können.

Ein natürlicher Vorgang für ein 'beidohriges Hören' ist das unbewußte Umschalten auf das linke Ohr. Sobald das 'Geschäftsgespräch' beendet ist und man privat und vertrauensvoll miteinander plaudert, kann man beobachten, daß die Mimik des Rechtshörenden nun plötzlich auch nach links gerichtet ist, besonders dann, wenn von „früher" die Rede ist, dieses nachsinnende 'Weißt du noch?' aufkommt. Der Sprachablauf wird automatisch langsamer, bedächtiger, nachdenklicher, der Körper entspannt sich, der Mensch lehnt sich gemütlich zurück in den Sessel bzw. in seine Seele. Es ist nicht mehr wichtig, sprachlich auf dem Punkt und geistig schnell präsent zu sein. Man kann sich die Ruhe, Gelassenheit und die damit verbundenen Gedanken-, Gesprächs- und Sprechpausen gönnen. Physiologisch wird nun die rechte Hirnhälfte angesprochen. In ihr sind die Erinnerungen und Empfindungen gespeichert. Die Hörbahn geht über das linke Ohrs und ist eher 'nach innen gerichtet'.

Ein Beispiel mag die Reaktionen des Gehirns auf eine auditive 'Verwechslung' verdeutlichen: „Vertäubt* man einem rechtshörenden Musiker das rechte Ohr und gibt ihm – während des Musizierens – seine eigene Schallquelle auf das linke Ohr, so ist sofort eine große Verwirrung zu bemerken. Hände und Ohr spielen nicht mehr zusammen. Es kommt zu „Rhythmus-, Latenzzeit- und Klangbildproblemen" (Tomatis). Bei einer so unerwarteten Beeinflussung der akustischen und damit auch der motorischen Lateralität befindet sich der ganze Körper in einer Desorientierung, die sogar spontan in der Wirbelsäule durch eine große Verspannung zwischen den Schulterblättern zum Ausdruck kommen kann. Darum nimmt auch die Schulung der ganzkörperlichen Lateralisierung, nicht nur des Ohrs und der Bewegungsabläufe des Sprechens, einen ganz besonderen Raum in der audio-vokalen Therapie ein. Hier geht es nicht nur darum, mit dem rechten Ohr hören zu lernen, sondern auch um die motorisch richtige Innervation der Kehlkopf- und Artikulationsmuskulatur sowie der Grob- und Feinmotorik der Hände bis hin zur Rechtshändigkeit. (Siehe weitere Kapitel). Es liegt auf der Hand, daß mit der zunehmenden auditiven Wachheit und Ordnung auch die kommunikative Sicherheit und damit das Selbstvertrauen eines Menschen wachsen können.

1.6 Was versteht man unter Latenzzeit?

Latenz bedeutet in der Medizin und Psychologie: Die durch die Nervenleitung bedingte Zeit zwischen Signal und Antwort im nervösen* Geschehen. Bezogen auf das Ohr meint Latenzzeit die Zeit vom Moment der akustischen Aufnahme eines Schalls oder Geräusches bis zur sprachlichen, tönenden, schauenden oder ganzkörperlichen Reaktion, also die Zeit zwischen der Abgabe eines Schallimpulses und einer Handlung, die auf diesen folgt. Im Schmerzbereich kennen wir das Phänomen alle. Schnitt in den Finger, man schaut verdutzt auf das fließende Blut und plötzlich, aber eben erst nach einer kleinen Weile, tut es weh. Die Zeit zwischen der Verletzung und dem Schmerzempfinden ist hier die Latenzzeit.

So hat auch jede Sprache, sogar jeder Dialekt seine eigene Latenzzeit. Weil das Kind schon im Mutterleib hört, ist das Ohr auf die muttersprachliche Latenzzeit geprägt. (Näheres im Kapitel 'Die Sprache beginnt im Mutterleib'). Während der Schulung der audiovokalen Selbstkontrolle wird die Eigenheit der Latenzzeit einer jeden (Fremd-)Sprache über einen Simulator gesteuert und dem Übenden als sein neues oder altes Sprachgeschwindigkeitsband sozusagen unterlegt, je nachdem welche Sprache (oder Gesang) er zu erlernen hat. So kann man in der Sprachenintegration erfahren, daß ein Deutscher, der z.B. die Latenzzeit der französischen Sprache eingespielt bekommt, seine eigene Muttersprache nur noch unvollkommen, mit vielen Verwirrungen und artikulatorischen Mißgeschicken, für ihn unbegreiflich stolpernd und holperig spricht. Sogar seine Stimme klingt fremd. Die Sprechmelodie, die auf der getragenen Stimme liegt, kann z.B. bei einer verkürzten Einstellung ihrer ursprünglichen Latenzzeit nicht mehr fließen, wird unterbrochen. Die Zeit zu ihrer Entfaltung reicht nicht aus. Die Betonungen erscheinen fremd und unbeholfen. Dadurch können ganze Sätze einen anderen Sinn bekommen.

Diese praktischen Vorführungen sind immer wieder ein sehr erheiterndes Beispiel, um die Wichtigkeit der Latenzzeit eines ethnischen Hör- und Sprachverhaltens bewußt zu machen. Die akustisch richtige Latenzzeit ist mit ein Grund, warum man eine Sprache nicht 'am Schreibtisch' erlernen kann, sondern im Original hören muß. Das Ohr muß sich in die Sprechweise, Melodie und Sprachgeschwindigkeit einhören können. Erst dann können Stimme, Artikulation, Sprachmelodie und Sprechrhythmus zum einheitlichen, typischen Ausdruck der jeweiligen Sprache verschmelzen. Hier sei ein Erlebnis eingefügt, das den Zusammenhang zwischen Ohr und Sprache verdeutlicht. Während eines Auslandsurlaubs war ich bei Freunden eingeladen. Sie alle verbrachten mehrere Jahre in verschiedenen deutschen Bundesländern. Da ich deren Heimat-Muttersprache nicht konnte, sprachen alle Anwesenden deutsch mit mir. Aber welch köstliches Hör- und Spracherlebnis zeigte sich da. Ein 'Schwabe', ein 'Berliner', ein 'Hesse' und ein 'Bayer' sprachen mit mir – und verstanden sich kaum. Wir lachten herzlich und viel über die sprachlichen Mißverständnisse. Der 'Berliner' sprach schließlich mit dem 'Schwaben' und dem 'Bayern' nur noch in deren Muttersprache. Damals kannte ich die Zusammenhänge von Hören und Sprache noch nicht und so blieb mir dieses Erlebnis noch lange in heiterer, aber unerklärbarer Erinnerung. Inzwischen weiß ich, daß die Mißverständnisse nicht nur an den verschiedenen Begrifflichkeiten unserer Dialekte scheiterten, sondern das Verständnis auch durch die verschieden wiedergegebenen Klang- und damit stimmlichen Ausdrucksbilder erschwert wurde.

2. Wie entstehen zentrale Hörverarbeitungsstörungen?

Wie wir wissen, beginnt das werdende Leben im Mutterleib schon sehr früh mit der Ausprägung seiner Sinnesorgane. Schon wenige Tage nach der Befruchtung sind Ohransätze zu erkennen und „Mitte der 6. Schwangerschaftswoche sieht man deutlich das Gehirn. In ihm sind schon lange funktionstüchtige Nervenbahnen nachzuweisen. Das Auge (mit Linse) und das Innenohr mit den Bogengängen sind bereits weit entwickelt. Der Embryo hat nun eine Größe von etwa 12 mm" (Blechschmidt). Ab der 10. Lebenswoche etwa beginnt sein Innenohr Töne aufzunehmen. Der Embryo ist jetzt ca. 58 mm groß. Von diesem Zeitpunkt an nennt man die Leibesfrucht Föt bzw. Fet oder Fötus bzw. Fetus. „Mit 4 $^{1/2}$ Monaten ist das Organ Ohr soweit ausgebildet, daß der Fötus komplett hören kann" (Tomatis / A.J. Ayres). Das Ohr ist demnach das einzige Sinnesorgan, das sich zu diesem frühen Zeitpunkt nicht mehr weiterentwickelt, während alle anderen Sinne einer weiteren Reifung bedürfen. Dieser ontogenetisch* bedingte Vorsprung des Ohres deutet auf die dominierende Aufgabe des Hörens hin. Wie erstaunlich ist es aber, daß das Ohr schon _vor_ der Reifung des Gehirns funktionsfähig ist! Liegt hier der Grund für die frühen Gedächtniseinprägungen (Engrammierungen) des im Mutterleib 'Erlauschten' und die damit verbundene Veranlassung der Sinneszellen, die niederen Stufen des Gehirns so früh wie möglich zu aktivieren, damit dieses sozusagen 'lückenlos' ausreifen kann? Erstaunlich ist auch, daß diese äußerst frühen Hörerlebnisse in diesem 'archaischen Gedächtnis' aufbewahrt werden, uns, wenn wir Pech haben, ein Leben lang 'unterschwellig' stören oder im günstigeren Fall unser Urvertrauen ausmachen. Noch erstaunlicher ist es, daß klinische Erfahrungen darauf hinweisen, daß auch die Zellen Engrammierungen aufbewahren können. Ja, sogar die Haut des Embryos ist entwicklungsgeschichtlich mit dem Cortischen Organ, dem Träger der Haarzellen in der Hörschnecke, verbunden und kann längst vor dem Ohr empfindungsfähig reagieren. „In diesem Sinne könnte man sogar sagen, daß jede lebende Zelle aufnahmefähig und damit ein Ohr ist" (Tomatis). Das äußere Ohr wiederum ist geformt wie ein auf dem Kopf liegender Embryo. Die Akupunkturpunkte der Ohrmuscheln sind, wie die chinesische Medizin lehrt, identisch mit unseren inneren Organen, Extremitäten und Gelenken (J. E. Berendt).

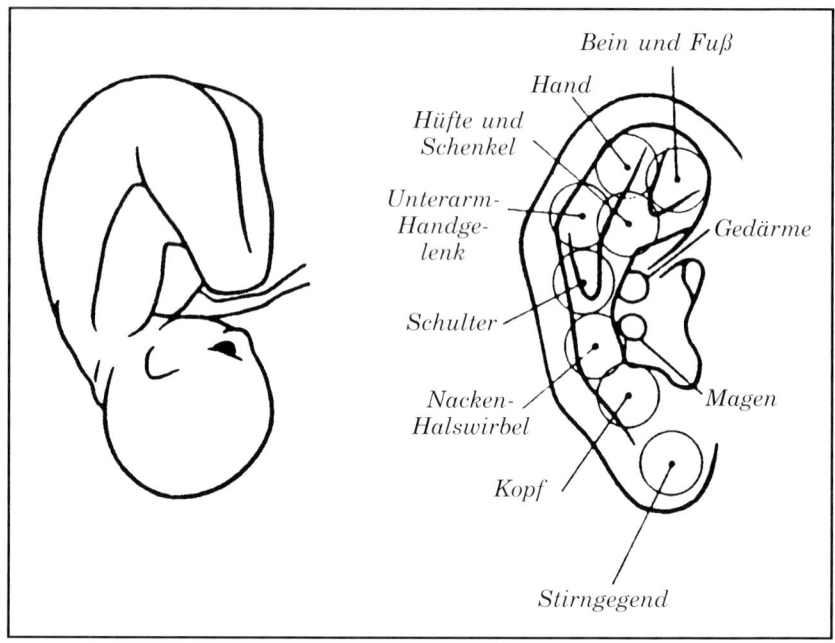

Embryo und Akupunkturpunkte in der Ohrmuschel (nach Ohashi)

Mit diesen Beobachtungen und Erfahrungen ist es nicht schwer, sich vorzustellen, daß alle hörenden und spürenden Einflüsse für das werdende Leben von großer Bedeutung und entscheidend für die Entfaltung seines gesunden Befindens und seiner wachsenden, letztlich psychomotorischen* und psycholinguistischen* Reifung sind.

In unserem hörenden Leben und Erleben spielt aber nicht nur das Organ Ohr eine Rolle, sondern auch das Hörgehirn. Es ist das Zentrum der Hörverarbeitung. In ihm werden, wie schon gesagt wurde, die vom Innenohr weitergeleiteten elektrischen und chemischen Klangimpulse verarbeitet, wobei es keine Rolle spielt, ob diese 'gut' oder 'schlecht' sind. Die Ursachen für ein verfälschtes Ankommen oder das Ausbleiben wichtiger Schallimpulse, zuvorderst der mütterlichen Stimme, können in Krankheiten der Schwangeren liegen, in deren seelischem oder geistigem Befinden, in Suchtproblemen, in der noch mangelhaft ausgebildeten Hirnregion des Fötus, Genschäden, der stimmlichen Veranlagung der Mutter, in Geräusch-

und Schalleinwirkungen die von außen auf die Mutter und damit auf das werdende Leben wirken, usw. Tausende von Mütterbefragungen, Beobachtungen und Untersuchungen durch verschiedene Fachärzte und -therapeuten belegen dies. Nun wird klar, daß schon das intrauterin heranwachsende Kind durch diese vielfältigen Einwirkungen auf sein eigenes Hinhören-Wollen positiv oder negativ beeinflußt, ja sogar geprägt wird. Um sich geborgen zu fühlen, muß der Fötus die Stimme/Stimmung seiner Mutter als angenehme Hörerfahrung erleben können, damit andere (möglicherweise von außen kommende) Fehleinflüsse keine Wirkung haben können. Wenn dieses Wohlsein oder auch Urvertrauen in dieser frühen Phase der Entwicklung nicht erlebt und gespeichert werden kann, wird sich dieser Mensch nur mit gewissen Einschränkungen entwickeln können. Diese Zusammenhänge werden einmal mehr von betroffenen Patienten bestätigt, die unter der therapeutischen Beeinflussung der hoch gefilterten, mütterlichen Stimme (aquatisches Klangmilieu) oder entsprechend hoch gefilterter Musik, ihre frühen Entbehrungen nachempfinden und beschreiben konnten (siehe dazu entsprechende Kapitel).

Die Wissenschaftlichkeit pränataler Hörerlebnisse und Streichelempfindungen wurde durch die Beschallung mit Musik und taktiler Maßnahmen von im Koma liegenden, schwangeren Frauen inzwischen mehrfach klinisch bestätigt. Inzwischen arbeiten immer mehr Kliniken mit dem Heilmittel Musik. Presse und Rundfunk greifen die Erfolgsberichte immer öfter auf. So wird Musik z. B. vor Operationen oder im Brutkasten bei zu früh geborenen Kindern mit großem Erfolg eingesetzt.

Immer mehr ernstzunehmende Mediziner und Fachtherapeuten suchen nach neuen Wegen, um entwicklungsgestörten Menschen besser helfen zu können. Solange die Methoden aber nicht am Ursprung der Fehlentwicklung, also mit dem Beginn des Hörens und Fühlens im Mutterleib ansetzen, werden alle Versuche meiner Erfahrung nach wirkungslos bleiben. Viele menschliche Fehlentwicklungen stammen aus der vorsprachlichen Zeit und können daher grundlegend nur durch das möglichst echte Noch-einmal-erleben dieser nonverbalen, allerersten Hörerlebnisse bewußt gemacht und aufgearbeitet werden. Wo es noch keine Sprache gibt, finden sich auch keine Worte.

2.1 Es rauscht, gluckst, rumpelt, poltert, spricht und singt – Das intrauterine Klangerlebnis

Stellen Sie sich vor, Sie liegen mit den Ohren im Wasser und hören einen gurgelnden, rumpelnden, zischenden 'Geräuschbrei', durch den es gleichmäßig pocht. So ähnlich geht es dem Kind im Mutterleib. Es muß sein ganzes Hörgefüge zunächst einmal auf alle Geräusche einstellen, die es, sowohl im Bauch seiner Mutter als auch von außen kommend, wahrnimmt. Bald wird es den Herzschlag seiner Mutter heraushören und ab jetzt zunehmend lernen, diesen pochenden Rhythmus von den rumpelnden und gurgelnden Darmgeräuschen sowie den rasselnden, schnarrenden Atemzügen zu unterscheiden. „Wenn man die fötale Wahrnehmung untersucht, muß man unterscheiden zwischen dem akustischen Milieu, das den Fötus umgibt und dem, was es in diesem Durcheinander von Geräuschen zu entschlüsseln vermag. Sein Gehör wird selektiv die Töne aufnehmen, für die es bestimmt ist, das heißt, die es kodieren und dekodieren kann. Das 'Ohren-spitzen' wird zum ersten Akt der Wahrnehmung. Das Kind beginnt zu lauschen. Während das Fruchtwasser nur die tiefen Töne durchläßt, hat sich das Ohr des ungeborenen Lebens auf die hohen Frequenzen spezialisiert. Alle lebenswichtigen Informationen liegen in den höheren Frequenzen verborgen. Also muß der Fötus die Fähigkeit ausbilden, diese aus allen Störgeräuschen herauszuhören" (Tomatis). Da das frühe Aufnehmen der hohen Frequenzen für den späteren Spracherwerb von größter Wichtigkeit ist, wird das intrauterin heranwachsende Leben also schließlich auch die Stimme seiner Mutter aus all dem Gewirr von tiefen Geräuschen und Klängen heraushören können. So lernt der Fötus bald, die Gefühle seiner Mutter zu unterscheiden, kann deutlich erkennen, ob seine Mutter ausgeglichen, traurig, gereizt oder gar verzweifelt ist. „Bei diesem intrauterinen Hören kommt es jedoch noch nicht auf das Gesagte, also den semantischen* Inhalt an, sondern auf die Tonlage, die Sprachmelodie, die Klangfarbe und den Sprechrhythmus" (Tomatis / A. J. Ayres). Durch die Betonungen erhorcht der Fötus den ersten Kontakt und nimmt die ersten Gefühle wahr, die sich als die seinen ausprägen werden. Der Wunsch zu leben wird hier geweckt und gestärkt. Die Mutterstimme ist die Klangbasis, auf die sich die Sprachbildung stützt. Schon dieses neue Leben will lernen. Wenn alles normal verläuft, beginnt der Fötus damit lange bevor wir es bisher ahnten. Sicherlich hängt auch die in der Schwangerschaft und einige Zeit nach der Geburt beobachtete, etwas hellere Stimme der Mutter mit der Durchlaß- und späteren Signalwirkung für das Kind zusammen.

Über die Reifung von Kindern, deren Eltern Musiker, deren Mütter Sängerinnen oder auch Schauspielerinnen sind, ist schon viel berichtet worden. Solchen Kindern wird eine etwa um $^1/_2$ Jahr schnellere Entwicklung nachgesagt. Diese Erkenntnisse nutzen nun immer mehr Gruppen zur Geburtsvorbereitung. Über das Tönen, Sprechen, Singen und Streicheln üben werdende Mütter die Kontaktaufnahme mit ihrem Kind. So wird auch in meiner Untersuchung bei der Anamneseerhebung* gefragt: „Wie haben Sie Kontakt zu Ihrem Kind aufgenommen? Wie hat es geantwortet?"

2.2 Der pränatale Streß und seine Folgen

In der Befragung der Mütter über die Schwangerschaft und die ersten Lebensjahre bis zur Jetztzeit ihres Kindes (Anamneseerhebung) fand ich immer wieder folgende Hinweise: „Ich war oft außer mir, habe geschrien". Andere Mütter erzählten, daß es mitten in der Schwangerschaft einen tragischen Todesfall gegeben, der Vater des Kindes sie verlassen habe, sie nur noch verzweifelt waren und viel geweint hatten. In einem anderen Fall erzählte die Mutter, daß eines ihrer Kinder, zu Tode erkrankt, in der Klinik gelegen habe, während sie schwanger war mit dem nun vorgestellten Kind, wie sie in jener Zeit nicht mehr zur Ruhe kam, schwere Schlafstörungen hatte, „körperlich und seelisch wie tot hin- und hertaumelte". Eine andere Mutter erzählte, daß sie von ihrem Mann in den Bauch getreten worden sei, weil er dieses Kind nicht haben wollte, und sie vor Entsetzen nicht mehr frei atmen konnte. „Untersuchungen zum Zusammenhang von pränatalem Streß und nachgeburtlicher Krankheitsanfälligkeit belegen, daß vor allem die psychosozialen Belastungen, etwa durch Eheschwierigkeiten, pathogene Auswirkungen hatten" (Janus).

In meiner Praxis konnte ich oftmals beobachten, daß die Verhaltensweisen vieler dieser Kinder zu den Schilderungen ihrer Mütter paßten. Selbst auf den Horchkurven von Mutter und Kind fanden sich erstaunliche Ähnlichkeiten. So klagten die Eltern eines Kindes darüber, daß es sich die Ohren zuhalte, sobald die Mutter laut würde oder sehr hoch singe, und daß sie dann keinen Zugang mehr zum Kind fände. (Die Mutter hatte während der Schwangerschaft oft hysterische Schreianfälle gehabt). Sowohl auf ihrem Hörbild, als auch auf dem ihres Kindes fanden sich tiefe 'Schaukeln' und Raumorientierungsprobleme im Sprachbereich sowie eine auditive Blokkade in den hohen Frequenzen beim Kind. Manche Mütter, die körperliche Mißhandlungen erduldet hatten, zeigten auf dem Hörbild große Ängste im Bereich des Körpers, und auch die Horchkurven der Kinder ergaben entsprechende Hinweise in der Körperwahrnehmung. Das Kind einer ständig weinenden Mutter habe lange Zeit eine schluchzende Atmung gehabt, sagte die Mutter aus. Es zeigte noch immer eine Atem- und Redeflußstörung mit unausgeprägter Lateralisierung der Hirnhälften. Ein anderes, intrauterin in ständiger Unruhe herangewachsenes Kind zeigte von Geburt an bis heute ein äußerst unruhiges und konzentrationsloses, zappeliges Verhalten. Manche Kinder reagierten mit Hautausschlägen, mit einer übermäßig starken Neigung zu Bronchitiden oder auch ständigen Problemen im HNO-Bereich, besonders der Ohren, sowie mit Atemblockaden. Martins Mutter kam, weil er große Rechtschreibeprobleme hatte und eine unerklärliche, fast panische Angst vor Autos. Er zeigte auf dem Hörbild eine Diskriminationsstörung auf den hohen und tiefen Frequenzen. Im Sprachbereich zwischen 1000 und 3000 Hz konnte er dagegen die Töne sehr klar differenzieren. Nach meinen Hinweisen auf diese Besonderheit sagte mir die Mutter schließlich, sie habe etwa 4 Wochen vor der Geburt des Kindes, halb schlafend, im Haus auf der Couch im Erkerbereich des 1. Stockes gelegen und plötzlich ein anhaltendes Quietschen und dann einen entsetzlichen Knall gehört. Im gleichen Moment habe das ganze Haus gebebt, und sie sei mit der Couch einige Meter ins Zimmer geschoben worden. Sie glaube, daß sie vor Schreck geschrien habe, sei dann runter gelaufen und habe gesehen, daß ein Lastwagen direkt unterhalb des Erkers ins Haus gerast sei. Es habe lange gedauert, bis sie sich von dem Schreck erholt habe. Sie habe aber sofort versucht, beruhigend auf das Kind im Bauch einzusprechen.

Da sie diesem Erlebnis später keinerlei Bedeutung mehr zumaß, konnte sie auch keinen Zusammenhang zwischen Martins Ängsten vor Autos, der auditiven Blockade und den Rechtschreibproblemen herstellen. (Ich werde an anderer Stelle weitere intrauterine Erlebnisse schildern, die ein Kinder- oder Erwachsenenleben mit Hemmnissen und psychosomatisches Schmerzempfinden begleiteten). Da alle ärztlichen und fachtherapeutischen Untersuchungen bei vielen psychosomatischen Problemen keine Hinweise auf den Kern der Störungen ergaben, wurden bei vielen meiner Patienten immer wieder Psychologen zu Rate gezogen bzw. psychologische Behandlungen, oft über viele Monate und sogar über Jahre, durchgeführt. Fast einstimmig wurde von den Eltern- und Klassenlehrern sowie vielen erwachsenen Patienten ausgesagt, daß sich das eigentliche Problem damit nicht gelöst habe. Untersuchungen lassen vermuten, „daß der empirische* Zusammenhang zwischen pränatalem Streß und nachgeburtlicher Krankheitsanfälligkeit deshalb so hoch ist, weil pränataler Streß ein spezifischer Auslöser für Fehlgeburten im Sinne eines biologischen Populationsregulativs* ist. Daß all diese Arbeiten innerhalb des psychotherapeutischen Bereiches sehr unzureichend zur Kenntnis genommen wurden, kann man nur im Sinne einer Verleugnung dieser Lebensfrühzeit sehen" (Janus).

Bleibt aber die liebevolle akustische und taktile Hinwendung ganz oder teilweise aus, kann das Kind seine Hörsinne nicht richtig entwickeln. Seelisch wird es so die ersten Erlebnisse von Verlust und Alleinseinsängsten empfinden. Dieses negative Ur-Gefühl kann es ein ganzes Leben begleiten, sofern es nicht zu einer Aufarbeitung dieses Ur-Schmerzes kommt.

In der audio-vokalen Integration und Therapie ist daher die Eingabe der gefilterten Mutterstimme von äußerster Wichtigkeit, besonders dann, wenn Hörentzüge und auditive Blockaden aus der vor- und nachgeburtlichen Vergangenheit stammen. Auch wenn die Mutter sehr alt ist, wird ihre Stimme eingesetzt. Das eigene Kind wird diese immer erkennen. „Die Stimme der Mutter ist wie ein Fingerabdruck" (Tomatis). Mit dieser Rückführung in die pränatale Klangerlebniswelt konnten die viel zu früh erlebten negativen Höreindrücke, die sich später in Hörverweigerungen, Resignationen, Depressionen, Aggressionen, Arbeits- und Lernunlust, mangelndem Selbstvertrauen usw. zeigten, positiv umgewandelt und abgebaut werden. Selbstverständlich lagen bei diesen Patienten keine anderen Zusatzerkrankungen oder -fehlentwicklungen vor, so daß die sehr eindrucksvollen Verbesserungen in sehr kurzer Zeit bleibend erreicht werden konnten.

2.3 Die Sprache beginnt im Mutterleib

Früher dachte man immer, die Mundbewegungen des Fötusses seien dazu bestimmt, das Fruchtwasser zu trinken. Heute weiß man, „daß er die Töne der Mutter schon im Mutterleib 'nachschmatzt'" (Blechschmidt). Hier beginnt die unterschiedliche und jedem Menschen eigene Formung des Mundinnenraums und Kehlkopfbereiches, also aller Artikulationswerkzeuge*. Diese Formung ist für die ganz besondere, unverwechselbare Art des Sprechens und des späteren Stimmklangs von großer Bedeutung. In der biologischen Forschung ist schon lange bekannt: Wenn Singvogeleier von Vögeln ausgebrütet werden, die keine Fähigkeit zum Gesang haben, können die Schlüpflinge auch nicht singen; das heißt, der ehemalige Singvogel ist keiner mehr. Oder wenn ein Singvogelei einer bestimmten Art von einem anders singenden Vogel ausgebrütet wird, imitieren die geschlüpften Vögel den Gesang der Gasteltern. (Unter diesen Gesichtspunkten und Erkenntnissen ist auch die Frage der 'Gastmutterschaft' eines Föten neu zu bedenken). Der Familiengleichklang kann auch bei uns Menschen so ähnlich sein, daß wir einzelne Familienmitglieder am Telefon verwechseln. Das ist auch der Grund, warum Dialekt sprechende Menschen fast immer ihrem muttersprachlichen Land zugeordnet werden können, sobald sie die später erlernte Hochsprache vernachlässigen. Als Schauspieler haben manche von ihnen die größten Mühen, ihren Dialekt nicht durchklingen zu lassen. Auswanderer, die vorher über Generationen in ihrem Heimatgebiet ansässig waren, sind ihr Leben lang und oft noch über die zweite Generation hinaus sprachlich z.B. als Balten, Schlesier, Ostpreußen, Sachsen, Bayern oder Schwaben zu erkennen. Selbst wenn sie im Ausland die dortige Sprache erlernten, schwingt der heimische Klang bei den meisten Menschen noch mit. Die Muttersprache wird also mitgetragen wie eine zweite Haut.

Die Stimme der Mutter prägt intrauterin aber auch die Hörweise eines Menschen. Er hat sozusagen sein ganz eigenes ethnisches Ohr. Am besten kann man es damit erklären, wie schwierig es ist, manche Konsonantenverbindungen einer Fremdsprache artikulatorisch präzise und stimmlich dem Klangbild angepaßt auszusprechen. Da das Ohr das Bindeglied zwischen Stimme und Sprache ist, muß die Übertragung oft recht mühevoll geübt, quasi 'erlauscht' werden. Wir sagen ja auch 'das klingt fremdartig'. Auch wenn wir die Schriftzeichen optisch erkennen können, sind deren Wortbedeutung und die artikulatorische Verbindung ohne akustisches Vorbild kaum zu erlernen. Zweisprachig aufwachsende Kinder haben es hier von Anbeginn leichter. Wenn die Mutter während der Schwangerschaft jedoch beide Sprachen gesprochen hat, zeigen die Kinder oft eine

Grundverwirrung über ihre sprachliche Zugehörigkeit. Die Entscheidung für eine der beiden Sprachen fällt meistens mit dem Land, in dem das Kind aufwächst.

2.4 Die wichtigen 10 Tage nach der Geburt

Wir gehen hier vom Idealfall der intrauterinen Hör- und Fühlkontakte aus und stellen uns vor, das Kind liegt weich und warm in seinem mütterlichen 'Wasserbett', hat sein immer besser und feiner hörendes Ohr der Stimme seiner Mutter angepaßt, auf sie gelauscht, und nun muß oder will es hinaus in die neue Welt. Die Geburt ist vollzogen, die Ohren sind an der Luft..... „Oh Schreck, oh Graus, das soll die Stimme meiner Mutter sein? So laut, so hart, mit so vielen neuen Tönen? Das kann nicht sein!" – würde so ein Kind schreien, wenn sich die Natur nicht etwas Geniales und doch ganz Einfaches ausgedacht hätte. Sie läßt einfach ein bißchen Fruchtwasser in den Gehörgängen zurück, und nun hat das Kind einige Tage Zeit, die Mutter über den Geruchs- und Tastsinn, das Saugen an der Brust, Streicheln, Baden, Eincremen usw. neu kennenzulernen. Und ganz allmählich, fast unmerklich, schleicht sich nun auch die „Außenstimme" der Mutter in sein Ohr. „Wunderbar, alles ist o.k., das ist sie, meine Mutter!".

Spätestens hier wird klar, wie wichtig der unmittelbare und sofortige nachgeburtliche Kontakt mit der Mutter ist und wie dramatisch die ersten 10 Tage von Mutter und Kind, besonders aber der Kinder verlaufen, deren Mütter von Komplikationen, Trennung und Brutkasten berichten. Ein Neugeborenes, das wegen einer lebensbedrohlichen Erkrankung sofort nach der Geburt von der Mutter getrennt werden muß, im Brutkasten liegt oder zur Adoption abgegeben wird, erleidet nachweislich tiefste Ängste. Das so wichtige Grund- bzw. Urvertrauen kann unter solchen Umständen kaum wachsen, wurde bei manchen Kindern nun zum zweitenmal zerstört.

Die Aufgabe der audio-vokalen Integration und Therapie ist es, dieses Geschehen aufzugreifen und das Versäumte mit der technisch möglichen Herstellung des intrauterinen Klangerlebnisses nachzuholen, so daß Grundvertrauen und Selbstverständnis wachsen können.

3. Therapeutische Erfahrungen mit der audio-vokalen Integration und Therapie

3.1 Die Lese-Rechtschreibschwäche (LRS)

Welches Unglück schaut mich da an! Ich frage diese Schulkinder fast immer: 'Warum kommst du zu mir?' und erhalte als Antwort jedesmal ein resigniertes Schulterzucken oder 'Die Mama hat mich hergebracht'. Auf die Frage nach den Kümmernissen, die sich fast immer in einer resignativen, manchmal auch aggressiven Haltung und Stimme äußern, ernte ich wiederum nur ein verstocktes Achselzucken. Auf schulische Probleme will kaum eines dieser Kinder eingehen. Die Enttäuschungen sitzen wahrscheinlich zu tief.

Nachdem ich dem Kind ganz genau erklärt habe, was wir in der Erstuntersuchung machen, ihm die Apparate gezeigt habe, es sich zum Mitmachen entschieden hat und wir die Ergebnisse des Hörverarbeitungsuntersuchung vorliegen haben, erkläre ich anhand dieser Aufzeichnungen, warum es ihm so schwer fällt, Lesen und Schreiben zu lernen. Ungläubig und wie erstarrt sitzen manche der Kinder vor mir: Keine Vorwürfe? Keine Schuldzuweisung? Mein Ohr, bzw. die Gehirnfabrik ist der Übeltäter? Wenn das begriffen ist, zeigt sich eine Art Erleichterung in einem tiefen Seufzer, oft vermischt mit der bangen Frage, ob ich helfen kann. „Ja!" sage ich. „Aber du darfst in der ersten Zeit keine Schularbeiten machen, nur malen oder spielen, was du magst! Wenn du müde bist, legst du dich in die Kuschelecke und schläfst!" 'Eine Therapie, wo man schlafen kann, nicht gefordert wird, keine Erwartungen an ein Mitmachen geknüpft sind, gibt es das?' so die ungläubigen Augen, die mich anschauen. Die vielen Fälle, wo plötzlich die Tränen flossen und ein tiefes Schluchzen endlich einmal alle Überspannungen und Ängste losließen, könnten Seiten füllen. Es erschüttert mich jedes mal von neuem! Viele Eltern, die derartigen Gefühlsausbrüchen ihrer Kinder völlig hilflos gegenüberstehen, begreifen plötzlich, daß ihr Kind nicht mutwillig böse oder gar faul ist. Das Erschütterndste war, als mir ein zwölfjähriger Junge nach der auditiven Regulierungsbehandlung und dem kurz darauf folgenden Diktat mit der Note 3 sagte: „Jetzt brauche ich mich nicht mehr umzubringen! Ich habe schon lange darüber nachgedacht, wie ich es machen soll, weil alle nur noch mit mir geschimpft haben". Hier fallen mir alle Kinder ein, die ihre letzte Kraft dazu benutzten, ihrem Jammertal zu entfliehen. Darum möchte ich an erster Stelle alle Beteiligten ermahnen, auf Sprachformen zu achten, die dem Kind Mut machen, es anerkennen in seinem Bemühen und damit seine Not lindern helfen, es an der Hand halten und mit ihm gehen. Bei körperbehinderten, blinden oder tauben Menschen 'sehen' wir die Behinderung und stellen uns selbstverständlich helfend darauf ein. Der Schüler mit einer Lese-Rechtschreibe- oder Rechenschwäche und seiner enormen Lern- und Schulangst wird dagegen ständig ermahnt, das zu leisten, was er nicht kann, damit überfordert und oft auch noch bestraft und sogar geschlagen.

Nachdem ich auch den Eltern das Hörverarbeitungsbild ihres Kindes erklärt habe, wird ihnen klar, warum eine Lese-Rechtschreibeschwäche oder Rechenstörung kaum mit Nachhilfestunden zu beheben ist. Erst wenn die zentrale Hörwahrnehmung geordnet ist, werden verbale Anleitungen richtig aufgenommen und umgesetzt. Erst danach können die Kollegen Erfolge ernten, auf die sie so lange vergeblich gewartet haben. Bei fast allen Hörverarbeitungstests der untersuchten LRS-Kinder zeigten sich gehäuft (und teilweise in massivster Form) alle anfangs beschriebenen auditiven Störungen. Viele dieser untersuchten Kinder hatten zusätzlich eine verlangsamte Latenzzeit.

Nach allem, was wir nun wissen, kann man gut nachfühlen, daß diese Kinder auditiv und psychisch äußerst störanfällig sind und sich kaum auf eine Klassenarbeit konzentrieren können. Sie reagieren mit Unruhe, sobald der Erzieher/Lehrer spricht, fühlen sich akustisch durch den oft zu hohen Lärmpegel in der Gruppe oder Klasse abgelenkt und durch ihre Ängste stark belastet. Sie können nicht mehr einordnen, was gesprochen wurde, wollen sich beim Nachbarn rückversichern, werden gerügt und oft als Störenfriede oder Abschreiber hingestellt und fühlen sich sofort als die Sündenböcke. Die Flucht mancher Kinder in den Klassenkasper ist dann nicht mehr weit. Der hat ja Erfolg und die Lacher auf seiner Seite.

An dieser Stelle möchte ich fragen, ob schulische Probleme nicht auch eine behandlungswürdige Kostenübernahmepflicht der Krankenkassen beinhaltet, sobald psychosomatische bzw. psycholinguistische oder psychomotorische Symptome im Verbund mit zentralen auditiven Wahrnehmungsstörungen nachzuweisen sind. Wenn eine Lese-, Rechtschreib- oder Rechenschwäche im Verbund mit einer Hörverarbeitungsstörung steht, gilt es, zuerst diese zu beseitigen. In ganz seltenen Fällen kann ich jedoch keinerlei Hinweise auf eine Hörverarbeitungsstörung finden. Hier müßte von entsprechenden Fachtherapeuten/Ärzten geprüft werden, ob die Wahrnehmungsprobleme dieser Kinder mit einer sensorischen Integrationstherapie (SI) reguliert werden können. Dieser Hinweis gilt ganz besonders für Kinder, die eine gute bis sehr gute Intelligenz, Kreativität und Musikalität zeigen, alle Buchstaben- und Zahlenkombinationen jedoch in Spiegelschrift schreiben. Des weiteren empfehle ich, bei diesen Kindern eine sehr gründliche Abklärung der räumlichen Vorstellungskraft und der optischen Fähigkeiten vorzunehmen, z.B. bezüglich sehr schneller Nah-Fernsichteinstellungen bzw. -störung, Hell-Dunkel-Anpassung (Adaption), Astigmatismus, Augachsenprüfung, räumlichen Sehens usw.

3.2 Die Rechenschwäche (Dyskalkulie*)

Die Dyskalkulie ist ebenfalls eine isolierte Störung, deren Ursachen erst allmählich erforscht werden. Auch hat man bis heute kaum Notiz von dieser Lernstörung genommen. In der Diagnose zur Hörverarbeitung und der Elternbefragung finden wir bei diesen Kindern ganz ähnliche Probleme wie bei denen mit Lese-Rechtschreibstörungen. Zwischen ihnen gibt es immer wieder Kinder, die sich eine ganze Weile unerkannt durch die mathematischen Anforderungen hindurchschlängeln können, ohne aufzufallen. Sie sind die Stillen, melden sich kaum, sind lieb und scheinen angepaßt. Bei ihnen wird oft viel zu spät erkannt, welche Lücken sie im verbalen Verständnis der Rechenaufgaben bzw. in der logischen Aufbauarbeit des Rechnens haben. Hier muß der Lehrer besonders aufmerksam sein, um solchen stillen Kindern und deren Eltern rechtzeitig helfen zu können bzw. entsprechende Maßnahmen oder Therapeuten zu finden, die eine mögliche Hörverarbeitungsstörung untersuchen können.

Viele Eltern und Lehrer glauben jedoch noch immer, daß vermehrtes Üben auch mehr Lernzuwachs bringe. Sehr oft passiert aber das Gegenteil. Die Kinder erfahren immer deutlicher ihr Nichtkönnen, reagieren mit Abwehr, haben immer häufiger das berühmte „Brett vorm Kopf" und werden zunehmend stiller oder aggressiv verzweifelter. Die Reaktionen der Kinder auf ihr – oft unerkanntes

– Problem sind die gleichen wie bei den LRS-Kindern. Deswegen wiederhole ich sie hier im einzelnen nicht nochmals, sondern möchte andeuten, daß man dieser Störung frühzeitig begegnen könnte, wenn eine entsprechende Frühförderung stattfände.

„Verständnis für die Logik der Zahlen und der Rechenprozesse ist die Voraussetzung für die richtige Anwendung der Rechenarten und damit auch für richtige Lösungen" (Krüll). Deswegen seien hier einige Hinweise zum häuslichen Training erlaubt: Rechnenlernen sollte immer von realen Situationen des Kindes aus dem täglichen Leben ausgehen. Am wichtigsten ist das Lernen aus dem Gefühl, aus der ganz natürlichen Neugierde heraus und mit Freude sowie Stolz über das gute Ergebnis. Zum Beispiel könnte die Situation des Tischdeckens sehr gut für das logische Zahlen- und Rechenverständnis herangezogen werden. Fragen Sie Ihr Kind mit fröhlicher Spannung in der Stimme: „Magst Du mir beim Tischdecken helfen? Decke mal für 3 (4,6,8,) Personen! Es gibt erst Suppe, dann ein Hauptgericht und Nachtisch. Vergiß bitte die Gläser und das Besteck nicht! Tante Käte mag keine Suppe! Sie bekommt einen Apfel! Wieviel Suppenteller hast Du hingestellt?....... Nimm bitte von Tante Käte den Suppenteller weg und stelle ihr einen Unterteller hin und lege ein Obstmesser dazu! Wie viele Suppenteller stehen jetzt auf dem Tisch?....... Wie viele große flache Teller mußt Du noch unter die Suppenteller stellen?....... Tante Käte, Papa und Mama trinken Tee! Sie brauchen Teetassen und Unterteller! Wie viele Teetassen und Unterteller mußt Du aus dem Schrank holen?. ...... Was trinkst Du?...... Dann nimm Dir einen Becher! Für Deine Geschwister stellst Du Saftgläser hin! Wie viele Gläser hast Du hingestellt?......... Wie viele Trinkgefäße gibt es auf dem Tisch?....... Wie viele Personen sind wir?....... Stimmt die Anzahl der Bestecke? Welche brauchen wir für unsere Mahlzeit? (Löffel, Gabeln, Messer, Teelöffel für den Nachtisch, Vorlegebesteck für Suppe, Gemüse, Fleisch, Kartoffeln, Soße und Pudding)". Das gleiche kann auf andere Lernbeispiele übertragen werden. Je nach Alter des Kindes können diese Rechenspiele und Begriffe vereinfacht oder erschwert werden. Der häusliche Ablauf bietet viele Möglichkeiten. Die Kinder können ganz spielerisch und ohne die Aufgabenstellung als solche zu erkennen, zum Mitdenken, Beobachten, Horchen, genauem Formulieren, dem Erlernen der Überbegriffe usw. angeregt werden. Später werden sie diese und ähnliche Übungen in ihren Rechenaufgaben wiederfinden. Da das Grundmuster des logischen Denkens, Handelns, Zählens und

Kombinierens bis dahin angelegt ist, sind die größten Hürden bereits genommen – es sei denn, das Kind hat wirkliche Hörverarbeitungsblockaden. Wenn Sie also immer wieder die gleichen Dinge zuhause durchspielen und merken, daß das normalbegabte Kind zeitweilig, und besonders bei verbalen Aufforderungen oder Übungsanleitungen 'begriffstutzig' reagiert, aus der Wiederholung nichts lernt, mißverständliche Antworten gibt, dann sollten Sie das Kind auf Hörwahrnehmungsprobleme testen lassen.

Nicht alle Schulprobleme sind auf Wahrnehmungsstörungen zurückzuführen. Vieles kann auch schlichte Vernachlässigung von Zuwendung und entsprechenden Angeboten sein. Das Mittun in den einfachsten häuslichen Bereichen wird heute kaum noch gefördert. Das mögen die vielen Beispiele junger Menschen verdeutlichen, die kaum in der Lage sind, nötigste Aufräum-, Putz- oder Handwerksarbeiten in entsprechender Einteilung, Sorgfalt und mit Geschick zu verrichten. Die Pflege der eigenen Umgebung sollte wieder an Wert und dadurch an Freude gewinnen! Es täte nicht nur unserer Umwelt gut, sondern auch dem logischen Raum-, Buchstaben- und Zahlengedächtnis und deren Zuordnung zu den täglichen Anforderungen!

In der audio-vokalen Therapie lernen die Kinder während der energetischen Auflading der Hirnrinde ihren eigenen, laut ausgesprochenen Rechentexten zuzuhören. Das bewußte Hören der eigenen Stimme schult die Aufmerksamkeit und macht den verbalen Zugang zu den Aufgaben bewußt. Die gleichzeitig eingespielte Musik (Mozart) bildet eine Art Erinnerungsband, an dem sich der Übende 'festhalten' kann. Es ist der gleiche Vorgang, den wir alle kennen. Irgend etwas wollte man holen, geht an diesen Ort und hat vergessen, was man wollte. Nun geht man, fast automatisch, nochmals an die Ausgangsstelle zurück und hier fällt einem ein, was man vergessen hatte. Das Gedächtnis kann sehr viel besser funktionieren, wenn es an eine Handlung anknüpfen kann. Dieses Wissen finden wir in vielen Lernprogrammen für Kinder. Mit ein bißchen Phantasie kann man solche Ideen auch in das häusliche Üben übertragen.

3.3 Der Horchentzug und seine Folgen

Immer wieder kommen Eltern in meine Praxis und klagen darüber, daß sie nicht richtig wüßten, ob ihr Kind überhaupt hören könne.

Die Schilderungen sind etwa folgende: „Oft sitze ich neben dem Kind und es hört nicht, was ich sage. Ich weiß nicht, ob es überhaupt hört, nicht zuhören will oder was da in ihm vorgeht. Schließlich brülle ich es an. Dann erst reagiert es. Andererseits kommt es aber auch vor, daß es Gespräche aus einem anderen Zimmer sehr genau mitbekommt und darauf reagiert".

Solche und ähnliche Aussagen bringen die Eltern oft in große Hilflosigkeit, Verzweiflung und sehr häufig in Wut. Bei manchen Kindern ist ein Zusammenhang dieses 'Sich-Ausklinkens' nur auf einen bestimmten Klang der mütterlichen Stimme zu beobachten, liegt im Wesen bzw. den Hör- und Sprechgewohnheiten einer oder mehrerer, sehr enger Bezugspersonen, oder hängt mit schulischen und/ oder häuslichen Überforderungen zusammen. Andere Kinder wiederum übertragen ihren Horchentzug auch auf eigene Verhaltensweisen wie z. B. Verweigerung der regulären Nahrungsaufnahme, der Körperpflege, Nicht-schlafengehen-wollen trotz totaler Müdigkeit (Angst vor der Stille), Nicht-aufstehen-wollen (Angst vor Anforderungen) usw.

Auf den Hörbildern dieser Kinder fand ich überaus häufig und in dichter Folge die oben beschriebenen Irritationen und zusätzlich eine tief ausgeprägte 'Schaukel' im Sprachbereich. Dieser liegt bei der deutschen Sprache zwischen 1000 Hz und 3000 Hz. Bei manchen Kindern lag dieser Hör-, besser Horchentzug z.T. bei 45 dB* und darunter. Das heißt, daß das Kind Sprache nur dann richtig hört, wenn mit einer Lautstärke gesprochen wird, die wir in der Umgangssprache üblicherweise nicht verwenden. Das erklärt auch, warum diese Kinder erst reagieren, wenn man sie ungeduldig und dadurch etwas lauter anspricht. Warum diese Kinder aber aus weiter Entfernung genau das hören, was nicht für sie bestimmt ist, kann ich mir nur so erklären, daß sie sich, entfernt vom Ort des Geschehens, unbelastet fühlen und dadurch ein Zuhören erst möglich wird. Sobald ein Zuhören-müssen angesagt ist, dieses unter 'Druck' erfolgt, tauchen bei diesen Kindern Streßsituationen auf. Man könnte hier einen Vergleich zum 'Lampenfieber' setzen. Fast jeder kennt es und manche Menschen haben dieses als psychosomatische Hör-, Sprech- und Stimmbeeinträchtigung selbst so stark erlebt, daß sie z.B. kaum in der Öffentlichkeit und vor einem Publikum frei sprechen können.

Dieses 'Lampenfieber' ist immer mit einer großen Erwartungshaltung anderer Menschen verbunden, im Falle des Kindes mit der der

Eltern, der Lehrer usw. Um diese zu ertragen, entzieht sich das Kind, hört weg, tut, als würde es nicht angesprochen. Das bestätigen kontinuierlich durchgeführte Hörtestuntersuchungen in meiner Praxis. Immer dann, wenn diese Kinder z.B. in der Schule ein Problem hatten, kurz vor einer Klassenarbeit standen usw., waren die Testergebnisse schlecht. Befanden sich die gleichen Kinder in guten Situationen mit einem Gefühl von Geborgenheit und Selbstvertrauen oder hatten gute Noten bekommen, dann waren auch die Horchtestergebnisse besser! Sobald das Kind ohne Erwartungshaltung angesprochen wird, es keine Angst vor Fehlreaktionen haben muß, keine Störungen zu erwarten hat und bei sich selbst sein kann, scheint es 'die Ohren aufzumachen', schaltet auf 'Hinhören', ja sogar Lauschen, und hört somit ganz genau, wer was miteinander bespricht. Es gibt aber auch die Hörverweigerung, mit der Personen aus der nahen Umgebung 'bestraft' werden sollen. Hierzu möchte ich ein weiteres Beispiel geben: Das psychisch etwas schwierige Kind kam sehr bockig zum Abschlußtest. Seine Mutter hatte ihm etwas versprochen und es nicht gehalten. Der audiometrische Test der Luftleitung, also des Trommelfells, fiel im Vergleich zu den vorangegangenen sehr schlecht aus und lag um 40 dB (!) unter seinen eigentlichen Hörwerten. Nachdem wir 'die Laus über die Leber laufen' ließen und der *guten* innerlichen Stimme zuhörten, die es ganz leise und nur für es hörbar sagte 'Laß dich doch von so was nicht von deinem guten Hinhören abhalten!', machte ich den Test nochmals – und er lag wieder im Normbereich. Das zeigt ein weiteresmal, wie negativ schlechte seelische Zustände das Hinhören beeinflussen können.

Ein weiteres Beispiel für einen, uns allen bekannten Hinhörentzug, mag nachfolgende Erfahrung verdeutlichen. Sobald man an einer Puzzlearbeit ist, hört man kaum, was im Radio gesprochen wird. Kommt aber eine Nachricht, die uns stark interessiert oder sogar betrifft, lassen wir die Arbeit ruhen, drehen den Kopf (Augen und Ohren) zur Schallquelle und horchen mit unserem ganzen Körper – der unbewußt einsetzenden Horchhaltung! – auf das akustisch Interessante. Der Unterschied zu der oben beschriebenen Hörverweigerung ist der, daß wir mit unserer akustischen Aufmerksamkeit ständig hin und her wechseln können, je nachdem, wie sich die Aufmerksamkeitsbereiche für uns gestalten. Ein Kind/Erwachsener mit einer Hörverweigerung hat sich auf der ganzen auditiven Ebene entzogen und zwar so konsequent, daß das Organ Ohr mit allen Zilien* und Hörnervenbahnen im Sinne einer Minder- bis Schwerhörigkeit reagiert. Hält dieser Zustand an und werden die meist seelischen Ursachen nicht gefunden, kann daraus eine bleibende Minder- oder Schwerhörigkeit werden.

Wie schon in Kapitel 1.2 beschrieben, blieben die Hörverarbeitungsstörungen bei den HNO-ärztlichen Untersuchungen bisher unberücksichtigt. Daher kommen die Patienten immer wieder in die logopädischen Behandlungen und sagen „Der Arzt hat nichts gefunden". Manchmal werden Kinder bei den üblichen Voruntersuchungen aus Zeitmangel noch nicht einmal getrenntohrig geprüft. Das hat zur Folge, daß mögliche einohrige Hörprobleme nicht entdeckt werden. Leider werden bei den HNO-Untersuchungen nur in sehr seltenen Fällen Folgehörtests über eine längere Zeit gemacht. Dann nämlich könnten auch Schulmediziner diagnostizieren, daß manche Kinder/ Erwachsene auditiv psychosomatisch höchst auffällig sind und audio-psycho-phonologisch betreut werden müßten, bevor man herkömmliche Sprachtherapien verordnet. Die Hörverweigerung wird – bewußt oder unbewußt – als eine Art seelischer Schutz aufgebaut. Eine auditive Verweigerung hat immer mit der Abwehr und dem Entzug vor der Stimme, Sprache und Handlungsweise eines anderen Menschen zu tun („Ich kann Dich/Den nicht hören!"). In der therapeutischen Situation ist dieses Verhalten besonders problematisch und es braucht sehr viel Geduld, bis ein Vertrauensverhältnis aufgebaut ist und das Kind/der Erwachsene wirklich zuhören und kommunizieren möchte. Gerade darum bietet sich die nonverbale, zunächst passiv aufgebaute audio-vokale Therapie so vorzüglich an. Es zeigt auch in der fortgeschrittenen Arbeitsfolge, die mit gezielten logopädischen bzw. atem-, sprech- und stimmtherapeutischen Maßnahmen verbunden ist, erstaunliche Erfolge. Eltern und auch Lehrer sprechen von 'völlig neuen Kindern', Erwachsene von einem grundlegend neuen Lebensgefühl. Besonders hervorzuheben sind die Lernwilligkeit, die bessere Konzentrations- und Merkfähigkeit und eine gewisse neue Form der Neugierde auf alles Neue. Da dieses Neue fast immer verbal eingeleitet und angeboten wird, kann man schon bei dem ersten kommunikativen Verhalten dieser Menschen sehen, ob der neue Weg des Hinhörens gelingt. Natürlich werden diese Ergebnisse erst dann wirksam, wenn zusätzliche Hörverarbeitungsstörungen völlig beseitigt sind und die Hörkurven eine Bewegung zur Optimalform und Harmonisierung erkennen lassen.

3.4 Der disharmonische Hörkurvenverlauf

Die getrenntohrig ermittelten Knochen- und Luftleitungskurven sollten in einem gewissen Abstand voneinander parallel verlaufen. Das würde auf eine innerharmonische Grundhaltung der Testperson hindeuten. Wenn die beiden Kurven jedoch auseinander laufen, einen zu großen Abstand voneinander haben oder sich überschneiden, muß man von einer erschwerten Eigenwahrnehmung, also einer disharmonischen Grundhaltung ausgehen. Die Hörbilder mancher kommunikativ gestörten Patienten klaffen förmlich auseinander, haben Abstände von oft 30 bis 40 dB zwischen Luft- und Knochenleitung. Häufig liegen diese Disharmonien im Sprachbereich (zwischen 1000 und 3000 Hz). Diese Personen können Empfindungen, die über Stimme und Sprache ausgedrückt werden, nicht für sich umsetzen. Die Folgen sind unvorhergesehene und plötzliche Aggressionen nach schönen Erlebnissen bei An- oder Überforderungen, oder auch Regressionen mit einem Zurückziehen aus jeglicher Kommunikation bis hin zu Depressionen. Oft ist dieses Hörkurvenbild gepaart mit anderen, oben beschriebenen zentralen Hörverarbeitungsstörungen. Deshalb ist es äußerst schwer zu ermitteln, was den Ausschlag zu diesem oder jenem Verhalten gegeben hat. Für die Therapie hat dieses 'Was war zuerst da?' jedoch keine Relevanz*. Wichtig bleibt hier die Annäherung beider Kurven. In der audio-vokalen Integration und Therapie geschieht das durch eine entsprechende Eingabe von Klangmustern. Gelingt diese Harmonisierung auf beiden Ohren, so sprechen die Betroffenen von besserer Grundstimmung, einer besseren Aufmerksamkeit für sich und andere, einer bisher ungewohnten Wahrnehmung ihres eigenen und des weiteren Umfeldes und dadurch von einer zunehmenden Sicherheit im Umgang mit sich selbst und anderen. In der Schule wirkt sich das durch ein besseres Sozialverhalten, eine bessere Mitarbeit und durch ein konzentrierteres Lernen aus. Freundschaften können wieder geschlossen werden, Lachen und Weinen sind der Situation angemessen. Das emotionale Geschehen kommt nun aus der Mitte des Menschen und ist dadurch mit ihm und seinen Wünschen, Sehnsüchten und Handlungen verbunden. Der Körper zeigt eine gelassene und aufrechte Haltung. Die Verspannungen in Hals und Schultern können sich lösen. Bei manchen Patienten mit Migräneanfällen konnten Erleichterungen bis Heilungen beobachtet werden. Die Erlösung von dieser quälenden Geißel verdient erwähnt zu werden, auch wenn die völlige Befreiung nicht in jedem Fall gelingt. Niemals setze ich aber die Klangtherapie nur aus diesem Grunde ein. Die Migräneheilungen sind erfreuliche Begleiterscheinungen in dieser ganzkörperlich wirkenden Therapie.

3.5 Ein sprachloses Kinderleben – das mutistische* Kind

Im Gegensatz zu dem Kind, das sich 'nur' auditiv entzieht, aber auf Ansprache doch antwortet, bleibt das mutistische Kind nach anfänglich meist normaler Sprachentwicklung plötzlich stumm, ja wird immer verschlossener, je mehr man es ermahnt, doch endlich etwas zu sagen. Den mir bekannten Fällen liegen schwere Schockerlebnisse zugrunde. Diese können eine plötzliche, schwere Erkrankung eines Familienmitglieds sein, Panikerlebnisse mit Feuer, jede Art von Unfällen, Krankenhausaufenthalte, nächtliches Aufwachen und Elternsuche in der dunklen Wohnung (die ausgegangen sind) usw. Aber auch die Ankunft eines Geschwisterchens kann ein Kind verstummen lassen. Mit den herkömmlichen sprachtherapeutischen Behandlungsmustern sind die Besserungen sehr unbefriedigend, dauern unendlich lange und gelingen in einigen Fällen gar nicht. Einige Male habe ich sprachliche Ausbrüche auf starke Bedrängungsreize erlebt, jedoch wurde kein normales Sprechen aufgenommen. Seit ich die Audio-Psycho-Phonologie in meine herkömmlichen Behandlungsmethoden aufgenommen habe, sehen die Ergebnisse etwas hoffnungsvoller aus. In dieser Therapie können die Kinder 'ganz bei sich bleiben', werden nicht bedrängt, können emotional nach ihren Bedürfnissen reagieren und werden mit Musik und der Mutterstimme so behutsam begleitet, daß sie ganz allmählich aus ihrer selbstgewählten Isolation herausfinden können. Die ersten Hinweise, daß dieses gelingt, können ein leises Lächeln sein, eine Veränderung der Mimik, eine neue Aufmerksamkeit, eine Art Grunzen als 'Ja-Antwort', wieder ein Kopfnicken, -schütteln, wo sonst keine Reaktionen mehr auf eine Ansprache zu erhalten waren. Manche Kinder beginnen, die eingegebenen Klangmuster leise mitzusingen, mit fast dankbarer Empfindung. Die ersten zaghaften und nur halblauten Jas und Neins sind zu hören. Ein erstes kleines Freiwerden der kindlichen Seele, oft mit tiefen Atemzügen verbunden, macht uns glücklich.

Bis es aber soweit ist, sind auch mit dieser Therapie einige Wochen ins Land gegangen – und weil die Krankenkassen diese kleinen Erfolge immer noch nicht unterstützen, entstanden bei vielen Eltern finanzielle Engpässe. Der Behandlungsabbruch aus finanziellen Gründen ist bei Langzeittherapien eine bittere Tatsache, die ich hier erwähnen möchte. Das ist der Grund, warum nicht in jedem Fall und mit Bestimmtheit gesagt werden kann, wie erfolgreich die audio-vokale Integration und Therapie wirklich sein kann. Die nötige psycholinguistische Anschlußbehandlung oder Sprachanbahnung konnte in einigen Fällen noch begonnen werden und zeigte ansatzweise Weiterentwicklungen. Aber wie sieht die Zukunft dieser Kinder aus? Wie erlebt ein solches Kind den Abbruch, das Weggehen aus einer Situation/Atmosphäre/Hilfe/Zuwendung, die ihm gut taten, in und mit der es begann, neues Selbstvertrauen zu schöpfen, das schreckliche Erlebnis, das zum Schweigen führte, zu verarbeiten und damit zu vergessen – ein Kind, das wiederum die ersten Schritte in ein kommunikatives Leben wagte? Wer verantwortet das 'Du darfst dich nicht entwickeln, weil wir es nicht bezahlen wollen/können!'? Mir bleibt in solchen Fällen nur immer wieder übrig, den Eltern, so gut es geht, zu vermitteln, wie sie mit ihrem Kind spielend und singend weiterüben können – und ihnen herkömmliche sprachtherapeutische Übungsmethoden zu empfehlen, die ich lange genug praktiziere, um zu wissen, daß sie für diese Kinder durch die ständigen verbalen An- und Aufforderungen eine Qual sein können. Ein intelligentes sechsjähriges Kind soll in die Schule – und spricht nicht, obwohl es kann. Kann man die Not eines solchen Kindes und der Eltern überhaupt nachempfinden? Wie sehen die zukünftigen geistigen Fähigkeiten aus, die doch ihre Nahrung aus der aktiven Sprache erhalten? In welche Schule soll das Kind? Und zu wie vielen Therapeuten müssen die Eltern noch mit ihm gehen, um den anfänglichen kleinen Erfolg überhaupt zu erhalten? Schon allein diese Fragen lassen resignieren. So ist die Reise in das Abenteuer des Gesangs und der Kommunikation zuende, bevor sie richtig begann.

3.6 Eine Klangwelt öffnet die Seele – das 'autistische'* Kind

J. Ayres schreibt: „Die meisten Kinder, die mir als Autisten vorgestellt wurden, hatten in Wirklichkeit andere entwicklungsbedingte Störungen. Sie zeigten allerdings ein autistisches, d.h. in sich selbst zurückgezogenes Verhalten. Beobachtungen und Analysen haben ergeben, daß von 100 vorgestellten Kindern mit diesem Krankheitsbild nur etwa 30 Kinder wirklich dieses Krankheitsbild zeigen". Das kann ich aus eigener Praxiserfahrung bestätigen. In meinen über 30 Arbeitsjahren habe ich erfahren, daß die Diagnose „Autist" viel zu oft ausgesprochen wurde und immer noch wird. Dadurch wird ein großes Maß an Leid über die betroffenen Familien gebracht, die nun überzeugt sind, ein kaum entwicklungsfähiges Kind zu haben. Eltern können diesen Schicksalsschlag kaum überwinden und befinden sich über Jahre hinaus in großer Hilflosigkeit und Trauer. Viele von ihnen reagieren auf ihr Kind nun mit dem entsprechenden, diesem Krankheitsbild angepaßten Verhalten. Die Gefahr ist groß, daß das Kind durch dieses erst zum Autisten 'gemacht' wird. Wir sollten, bevor die Diagnose nicht absolut gesichert ist, eher von kommunikativ gestörten Kindern sprechen und so den Eltern die berechtigte Hoffnung auf Besserung der ungewöhnlichen Verhaltensweisen ihres Kindes geben.

Obwohl man bis heute nicht genau weiß, was 'echte' Autisten sind, gibt es doch ganz deutliche Unterschiede zu den vermeintlichen Autisten. Bei letzteren gab es immer wieder, wenn auch manchmal nur kleine, aber doch erfreuliche Entwicklungsfortschritte. Echte Autisten lassen sich pädagogisch und therapeutisch kaum beeinflussen, eine kommunikative oder schulische Förderung ist bei diesen ausgeschlossen. Gerade wegen dieser bedrückenden Lebensaussichten echter Autisten finde ich es ganz entsetzlich, wenn man diese Diagnose leichtfertig ausspricht und sogar häufig den Müttern die Schuld an der Fehlentwicklung ihres Kindes gibt. Mir scheint das oberflächliche und unbedachte, wenig fürsorgliche Verhalten mancher Freunde und Nachbarn, Ärzte und Therapeuten in solchen Fällen sehr bedenklich. Es ist wichtig, daß Diagnoseunsicherheiten von Fachärzten oder erfahrenen Therapeuten geklärt werden, so daß geeignete Fördermaßnahmen eingeleitet werden können.

Eltern mit einem verhaltensgestörten Kind befinden sich in einer großen Hilflosigkeit und Not. Ein solches Kind bringt die ganze Familie durcheinander. Geschwister fühlen sich zurückgesetzt und sind mit der besonderen Rücksichtnahme auf das Sorgenkind seelisch und geistig fast immer überfordert. Durch die verschiedensten Therapiemaßnahmen, die manchmal sogar an weit voneinander entfernten Orten liegen, müssen Geschwister oft viele Stunden am Tage allein verbringen. Auch diese Kinder brauchen unsere ganze Aufmerksamkeit und Zuwendung. Die Lehrer und Pädagogen sollten auf die körperliche und seelische Überforderung dieser Geschwister achten lernen. Eine so geprüfte Familie braucht alle nachbarschaftliche Hilfe, sie braucht Freunde, die sich um die Geschwister sorgen, Therapeuten, die notwendige Fördermaßnahmen zentralisieren können, und Kostenträger, die die therapeutischen Fördermaßnahmen großzügig unterstützen. Ich sage dies deshalb so eindringlich, weil nur mit der Hilfe aller die Chancen auf eine gesellschaftliche Integration dieser Kinder und deren Familien besteht. Ganz besonders dann, wenn uns Entwicklungsstörungen unverständlich sind, muß das Umfeld für die betroffenen Familien stimmen.

Lassen Sie mich an dieser Stelle einige Gedanken äußern, die mich von Anbeginn meiner Arbeit mit diesen Menschen nicht mehr loslassen: Wie empfinden diese kommunikationsgestörten Menschen *uns*? Was *sind wir* für diese, in ihr seelisches Eigenleben Versunkenen? Inwieweit spüren sie, daß wir Außenstehenden, wenn überhaupt, dann nur äußerst mühsam nachempfinden können, wie es mit ihnen steht? Müßten *wir* uns nicht *zu ihnen* hinwenden? Statt dessen aber drängen wir sie auf unsere Maßeinheit, rümpfen die Nase, wenn sie sich nicht an unsere Gesellschaftsnormen anpassen. Schreien sie deshalb all ihren Schmerz in passenden oder unpassenden Situationen heraus, weil sie *uns* nicht ertragen? Was ist da in ihnen schon ganz früh zerrissen? Und können sie ihren Schmerz nur ertragen, indem sie sich uns entziehen? „Das Elend ist wie eine Festung ohne Zugbrücke" (Albert Camus).

Oft sind diese Kinder aus dem Wunsch nach einer Familiengründung oder -erweiterung entstanden. Das Nest war bereit, das Kind wurde erwartet. Die Eltern und alle Familienmitglieder kümmerten sich liebevoll um den Neuankömmling. Bei der Gesprächsaufnahme machen alle einen ruhigen, besonnenen Eindruck. Was ist passiert, daß gerade die Entwicklung dieses Kindes so anders verläuft? Diese Frage wird unendlich oft und mit tiefem Leid gestellt. „Autismus ist eine seltene Störung des Gehirns, die Fachleuten und Eltern erhebliche Rätsel seit dem Zeitpunkt aufgab, als sie das erste Mal beobachtet wurde" (A. J. Ayres). Medizinische Untersuchungen ergaben einen Verdacht auf stoffwechselbedingte Störungen, und sicherlich lassen sich in Zukunft und mit verbesserten, medizinischen Untersuchungs- und Diagnosemöglichkeiten konkretere Aussagen machen und Therapieformen finden. Die Behandlung echter Autisten wird sicherlich immer in Verbindung stehen mit einer medikamentösen Behandlung. Da die Verhaltensweisen denen von Kindern mit nicht erkannten allergischen Reaktionen oder auch von hochgradig hyperaktiven Kindern ähneln, ist eine frühe und möglichst genaue Abklärung für die anschließenden therapeutischen Maßnahmen von äußerster Wichtigkeit.

In der Behandlung mit der audio-vokalen Integration und Therapie konnte ich sehr unterschiedliche Beobachtungen machen. Nach einer anfänglich immer sehr mühsamen Zeit, in welcher die Kinder den Kopfhörer verweigerten, brüllten, wegrannten oder auch aggressive und auto-aggressive Verhaltensweisen zeigten, beobachtete ich unterschiedliche Stadien von Ruhe, eine Art Wohlsein und mitunter sogar ein neu gewonnenes Vertrauen. Manche Kinder begannen, zunächst noch aus der Ferne, aber doch mit einer gewissen Aufmerksamkeit, das Spiel der anderen zu betrachten. Ein vorsichtiges Mittun-wollen wurde angezeigt, und manchmal konnten wir sogar eine gewisse Freude beim Kommen eines 'neuen Freundes' beobachten. Mitunter wurden Töne nachgesummt, Klänge oder Gesprächsfetzen der anderen Kindern aufgenommen und sozusagen als Echo zurückgegeben. Kleine taktile Annäherungen waren keine Seltenheit. Wohlseinslaute wichen dem Geschrei, wurden immer differenzierter. Der Blick- und Spielkontakt nahm zu und wurde von manchen gesucht. Mit einzelnen Kindern konnte später eine Sprachanbahnungsbehandlung begonnen werden, andere, meistens ältere Kinder, konnten mit logopädischen Übungen beginnen, andere den vorhandenen Wortschatz erweitern und die Sprechweise verbessern. „Ich denke, sie (die Kinder) haben auch (....) eine geheime und lebendige Sensibilität für den Kontakt mit Menschen" (Denys Ribas).

Da keines dieser Kinder in der Lag war, einen Hörverarbeitungstest zu machen, die beschriebenen Veränderungen jedoch unmittelbar mit der audio-vokalen Integrationstherapie zusammenhingen, kann ich davon ausgehen, daß auch bei diesen Kindern – neben den noch nicht vollständig bekannten Schädigungen – zusätzliche auditive Verarbeitungsprobleme vorlagen. Verschiedene Fachtherapeuten bestätigten, daß die Kinder schon während oder nach der Horchkur aufgeweckter, lernwilliger und mit einer Art neuer Aufmerksamkeit in die Weiterbehandlung zurückkämen. Auch seien die Kinder stimmungsmäßig ausgeglichener und horchten besser hin. Man habe das Gefühl einer bisher nicht beobachteten Kommunikationsbereitschaft. Da ich, wie schon gesagt, bei diesen Kindern keine Hörverarbeitungsteste anfertigen konnte, bin ich bei meinen Beurteilungen auf die Beobachtungen der anderen Fachkollegen angewiesen. Trotz der kleinen, aber sicherlich wertvollen und bestätigten Erfolge möchte ich betonen, daß die Ergebnisse sehr unterschiedlich sind und alle Beteiligten viel Geduld mitbringen müssen, Hoffnung haben dürfen, aber keine Erwartungen haben sollten, die auch ich nicht erfüllen kann. Das, was die Natur mitbringt und zuläßt, wollen wir zur Entfaltung bringen.

3.7 Das hyperkinetische* Kind im Horchtraining

Das stark unruhige (hyperkinetische) Kind fällt uns nicht nur auf durch seine Übererregung, sondern zeigt auch immer wieder unerwartete Verhaltensweisen, die für die Umwelt völlig unverständlich sind. Es hat kaum Einsicht in sein Tun, obwohl es auf Grund seiner oft sehr guten Intelligenz die Bitten, Ermahnungen und Erwartungen der Personen aus seinem Umfeld verstehen könnte. „Es nervt ständig, verspricht Besserung und macht immer wieder die gleichen Dinge" sagte eine verzweifelte Mutter. Vieles davon erinnert an zwanghafte Verhaltensweisen. Das Vertuschen von unerlaubten Handlungen, wie Geld wegnehmen, Süßigkeiten kaufen, andere Kinder mit 'Geschenken' überhäufen usw., veranlassen diese Kinder oft zu schweren Lügengeschichten, und so kommt es oft zu großen und anhaltenden Spannungen in den Familien, denen diese Kinder scheinbar teilnahmslos gegenüberstehen.

Ihre Hilfsbedürftigkeit und die seiner Eltern veranlassen mich immer wieder, die Behandlung aufzunehmen, obwohl es, trotz allen Einsatzes und aller Fürsorge, oft nicht die gewünschten und erhofften Ergebnisse gibt. Besonders schwierig ist es, wenn es sich bei dem Kind um eine versteckte Allergie handelt bzw. der Grund der Störung medizinisch unbekannt ist, d.h. die chemisch ablaufenden Prozesse im Gehirn nicht oder weiterhin falsch gesteuert bleiben. Da bei allen mir vorgestellten und audiometrisch getesteten Kindern eine fehlerhafte oder nicht ausgereifte Hörverarbeitung diagnostiziert werden konnte, kann man sich gut vorstellen, wie problematisch die Kommunikation mit diesen Kindern verläuft. Die Erfahrung lehrte inzwischen, daß es neben der Regulierung der Hörverarbeitung auch gilt, ein bleibendes Gefühl der inneren Ruhe zu erreichen. Dieses gelingt über das Angebot der Gregorianischen Gesänge besonders gut. (Siehe Kapitel: Die harmonisierende

Wirkung des Gregorianischen Gesangs). Viele Kinder empfinden diese Musik als wohltuend, wünschen sich, sie öfter zu hören und 'lernen' so, dieses Gefühl von Ausgeglichenheit in sich zu entwickeln. Das geht solange gut, bis die Chemie wieder 'ausrastet'. Die Gründe hierfür sind sehr vielfältig. Deswegen sei hier empfohlen, mehr als die sonst üblichen Allergietests zu machen und ganz besonders aufmerksam nach Ernährungsgewohnheiten zu fragen. Zum Beispiel kann die Sucht auf ganz bestimmte Süßigkeiten einen Hinweis auf die darin enthaltenen Lebensmittelfarben, -zusammenstellungen usw. geben. Wie man seit kurzem herausgefunden hat, können auch allergische Reaktionen auf Grundnahrungsmittel, wie z.B. Weizen, einen Hinweis auf eine chemische Fehlverarbeitung im Organismus geben. Bei einer anhaltenden Hyperaktivität sollte man deshalb immer einen Facharzt für Umweltmedizin zu Rate ziehen. Leider erlebe ich es immer wieder, daß Kinder viel zu lange mit den gleichen medizinischen Mitteln (unter-)versorgt werden, sich dadurch eine Art 'Gewöhnung' einschleichen kann und damit die Symptome der Unruhe wieder verstärkt auftreten. Seit einigen Jahren haben sich einige Ärzte um neue Untersuchungs- und Auswertungsmethoden bemüht und die sogenannten Hirnallergien festgestellt. Die Probanden zeigten kurze Zeit nach dem Verzehr eines für sie unverträglichen Nahrungsmittels schwere psychosomatische Reaktionen wie z.B. Depression, panische Angst oder übermäßige Aggression usw. Die Verhaltensweisen der Getesteten verbesserten sich kurz nach der Injektion eines Gegenmittels innerhalb kürzester Zeit. Bleiben solche Auswirkungen einer chemischen Fehlreaktion im Organismus unbehandelt, bzw. wird nicht ermittelt, welche Stoffe (Nahrungsmittel, Kleider-, Spielzeugfarben, Imprägnierungen etc.) den Organismus dieses Menschen schädigen, dann kann es mit den Jahren zu irreparablen Schäden kommen, und keine noch so gute therapeutische oder pädagogische Hilfe fruchtet. So zielt bei diesen Kindern bzw. ihren Eltern meine Befragung auch ganz besonders auf den Aspekt von Ernährungsgewohnheiten. In manchen Fällen kann es sein, daß ich erst die medizinische Behandlung bei einem Allergologen und eine (möglichst von diesem empfohlene) Ernährungsumstellung über einige Wochen anrate, bevor ich mit der audio-vokalen Therapie beginne. (Entsprechende Ärzte werden sicherlich über das Gesundheitsamt oder den Hausarzt zu erfragen sein können). Sehr wichtige Ernährungs- und Aufklärungshinweise finden sich auch in dem Buch „Das Hyperaktive Kind – Ursachen, Erscheinungsformen und Behandlung" (siehe Literaturliste). Natürlich sind die Hörverarbeitungsstörungen mit einer Allergiebehandlung nicht beseitigt. Hier muß die Regulierung der auditiven Wahrnehmung auf jeden Fall angestrebt werden. Nur so können weitere Störungen von entsprechenden Fachleuten diagnostiziert und/oder ausgeschlossen werden. Zeigen sich nach der audio-vokalen Therapie keine Fehlverarbeitungsmuster mehr, blieben aber dennoch viele vorausgegangene Symptome bestehen, so deutet das auf medizinisch-biologische Ursachen hin. Diese müssen unbedingt durch eine weitere fachärztliche Untersuchung abgeklärt werden.

3.8 Erfahrungen mit Morbus-Down-Syndrom

Infolge der immer feineren Untersuchungsmethoden im Hals-Nasen-Ohren-Bereich der Kinder mit Morbus-Down (MD) wird immer öfter die Diagnose Hörbehinderung gestellt. „Die neuen Untersuchungen zeigen sehr deutlich, daß dauerhafte oder temporäre* Hörstörungen unterschiedlicher Ursache und verschiedenen Schweregrades bei 60-75% der Kinder angenommen werden müssen. Schorn teilt als Ergebnis seiner umfassenden audiologischen Untersuchungen mit, daß bei 54% der Kinder eine Schalleitungsschwerhörigkeit ermittelt wurde, bei 16% eine Innenohrschwerhörigkeit unterschiedlichen Ausmaßes und bei 8% bestand eine kombinierte Schwerhörigkeit" (Wilken / Schorn). Da diese Hörstörungen fast immer eine Folge der häufigen Infektionskrankheiten und der damit verbundenen Tubenkatarrhe, Entzündungen und Mittelohrergüsse sind, die oft auch die anlagebedingt viel zu engen Gehörgänge dieser Kinder verkleben, möchte ich hier auf die günstige Wirkung einer pH-neutralen, also säurearmen Ernährung hinweisen, die in einem späteren Kapitel erläutert wird. Auch sollte man das viel zu schwache Immunsystem dieser Kinder medizinisch mehr berücksichtigen und regelmäßige Untersuchungen auf Mineral- und Vitaminmangelerscheinungen veranlassen, sowie Darmstörungen evtl. mit einer Symbioselenkung* u.ä. beeinflussen.

Aber nicht nur diese organischen Hörerschwernisse führen zu einer mangelhaften Sprachentwicklung, sondern auch mögliche zusätzliche Hörverarbeitungsblockaden. Ich konnte bei allen MD-Kindern, die ich audiometrisch untersuchte, zusätzliche Hörverarbeitungsstörungen messen. Diese traten immer in allen Bereichen auf und zeigten besonders viele der Irritationen, also ein nicht exaktes Hören auf dem Trommelfell, an. Mit der Regulierung dieser auditiven Wahrnehmungsstörungen konnte bei allen Kindern eine schnellere und differenziertere Sprachentwicklung einsetzen. Die Korrektur einzelner Worte gelang nicht nur in der Übungssituation, sondern konnte bei vielen Kindern bleibend erarbeitet werden. Neben der Zunahme von Konzentration und Merkfähigkeit, der Lust zu Lernen, einer besseren Vitalität und aufrechteren Körperhaltung, konnte auch die Atmung und Stimmgebung verbessert werden. Manche Kinder konnten sich noch während der nonverbalen Passivphase, also noch vor Beginn der eigentlichen Sprachtherapie, besser ausdrükken. Einen dieser für mich frappierenden Therapieerfolge habe ich mit der Videokamera festgehalten und möchte den Hergang hier kurz schildern: Ein 6-jähriges Mädchen wurde von seiner verzweifelten Mutter zu mir gebracht, da weder die Eltern noch andere Menschen die verbalen Äußerungen des Kindes verstanden. Die Mutter berichtete, daß das Kind sehr aggressiv reagiere, je mehr man herauszufinden versuche, was es meine. Man spüre deutlich, daß es verzweifelt sei. Es beiße, kratze und schlage um sich. Die Eltern seien von Arzt zu Arzt, von Therapeut zu Therapeut gelaufen. Immer hieß es „Das gibt sich noch" oder „Was wollen Sie, ihr Kind ist doch sowieso nicht förderungsfähig" (eine entsetzliche Aussage, die einem Rufmord dieser Menschen gleichkommt!), „Das Kind ist noch nicht reif genug"....usw. Auf die Frage, was denn die Mutter von mir und meiner Arbeit erwarte, besonders da das Kind mit 6 Jahren doch sehr spät in die Behandlung komme, zuckte sie nur resigniert die Schultern.

Der Arbeitsbeginn mit dem sehr aggressiven Mädchen war genau so, wie es die Mutter schilderte. Das Kind schrie, biß und kratzte, schlug um sich und wollte nichts von uns annehmen. Es schien, als habe es eine panische Angst vor neuen Untersuchungen oder deren Anforderungen und riß sich zunächst auch ständig den Musikhörer vom Kopf. Wir legten ihm diesen daraufhin in den Schoß und es dauerte nicht lange, da wollte es ihn aufsetzen. Noch in der Eingewöhnungsphase des Horchens, also etwa nach 8 Arbeitstagen, zeigte sich eine wohltuende Ruhe in dem Kind, die sich auch hörbar für alle in einer wohlklingenden, fröhlichen Stimme ausdrückte. Es forderte uns strahlend und mit einer sehr bestimmten Gestik zum Bilderbuchangucken auf. Von da an lachte und strahlte es ständig, freute sich auf die Hörschulung, war allem Neuen mit Aufmerksamkeit zugetan und suchte den Spiel- und Sprachkontakt zu anderen Kindern. Ohne logopädische Therapie (!) formulierte das Mädchen die ersten verständlichen Worte, verbesserte sich unaufgefordert und sprach nach. Nach etwa 24 Arbeitstagen konnten einige der auditiven Fehlmuster geordnet werden, und ich begann mit der logopädischen Behandlung. Bei dieser setzte ich selbstverständlich den elektronischen Hörsimulator* ein, um eine möglichst reiche Ausnutzung an zusätzlicher Energiezufuhr zu der exakten Schulung des Hörens und Sprechens für das Kind zu gewährleisten. In einer wunderbaren Reaktion von tiefem Staunen erlebte das Kind sich selbst in seiner eigenen Stimme und Sprache. Das war der Durchbruch, der die Möglichkeit schaffte, das Kind in der Schule anzumelden.

Die Beobachtungen dieser schnellen und ganzheitlichen, Seele-, Geist-, Körperentwicklung, der verbalen und nonverbalen Kommunikationsbereitschaft sowie sprachlichen Verbesserung konnten Eltern, Erzieher, Freunde und Lehrer bei allen MD-Kindern machen, die über den Weg der audio-vokalen Integration und Therapie gefördert wurden. In jedem Einzelfall ist der weitere Entwicklungsverlauf natürlich von der Schwere der geistigen Leistungseinschränkung, der Hörbehinderung, der elterlichen Zuwendung und Mitarbeit, der ganzkörperlichen Belastungen des Kindes usw. abhängig. „Die meisten Menschen mit Down-Syndrom haben eine mittlere bis leichte Form der geistigen Behinderung, wenige sind schwer geistig behindert und einige weisen eine Lernbehinderung auf, die in seltenen Fällen bis an die Grenze zur Normalbegabung reicht" (Wilken). Gerade deshalb ist es mir an dieser Stelle ganz besonders wichtig zu betonen, daß die zusätzlichen Hörverarbeitungsstörungen bei diesen Kindern *vor* Beginn einer logopädischen Behandlung reguliert werden müssen. Wichtig ist die begleitende medizinische Betreuung, um eine eventuelle Fehlhörigkeit durch Erkältungen, Verschleimungen oder Unreinheiten in den Gehörgängen auszuschließen. Erst dann kann, auch bei einem schlechten und irreparablen Hörvermögen und/oder der eventuellen Anpassung einer Hörhilfe, eine gute sprachliche Entwicklung möglich sein.

Erinnern wir uns nochmals: Das Organ Ohr ist der 'Aufnahmekasten' für von außen kommende akustische Impulse, die dort sozusagen vorverdaut werden. Diese Impulse werden dann aus diesem Kasten an das zentrale Hörgehirn, also die sogenannte Verarbeitungs- oder Sortierfabrik, weitergeleitet. Dort angekommen, müssen die einzelnen Hörbilder in die dafür vorgesehenen 'Schubladen' gepackt werden. Nun wurden irgendwann einmal die falschen Schubladen aufgemacht bzw. der falsche Weg benutzt – und aus ist es mit der korrekten Regulierung und Hörverarbeitung, und wir sehen stattdessen die beschriebenen Hörverarbeitungsstörungen auf unserem Testbild. In der audio-vokalen Therapie geht es also schlicht und einfach darum, die ursprünglichen Wege und Schubladen für die dafür vorgesehenen Hörbilder zu finden und bleibend zu regulieren. In manchen Fällen können wir im Verlaufe des Horchtrainings zusätzlich eine Besserung des gesamten Hörvermögens, also der Luft- und Knochenleitungskurven, erreichen (falls die Trommelfelle keine irreparablen Schäden aufweisen). Auch die Hörwahrnehmung und das richtungsweisende Hören konnte nach jedem Behandlungsabschluß deutlich erhöht und verbessert werden. Das ist nicht nur im Straßenverkehr sehr wichtig, sondern auch in der Schulklasse unerläßlich. Denn dort muß das Kind, oft viele Stunden am Tag, die Stimme des Lehrers durch einen viel zu hohen Geräuschpegel heraushören bzw. muß das von diesem Gesprochene an seinem Arbeitsplatz in sein Ohr bekommen.

Ein anderes Merkmal der MD-Kinder ist die hypotone* Körperhaltung. Da mit der Klangtherapie auch das Gleichgewichtsorgan angesprochen wird, sind (wie auch bei jedem anderen Patienten) eine bessere Aufrichtung der Wirbelsäule, dadurch eine bessere Kopf- und Horchhaltung, und, alles inbegriffen, eine bessere Atmung zu beobachten. Die Auswirkung gerade der besseren Atmung liegen auf der Hand. Sie betreffen ganz besonders die Nasenatmung und bewirken dadurch einen besseren Schutz vor Erkältungen. Die Nasenatmung kräftigt auf natürliche Weise das Zwerchfell und gibt der Lunge nicht nur eine bessere Weite- und Haltekraft (Schlaffhorst und Andersen), die sich in einer verbesserten Tönung ausdrückt, sondern über diesen Mechanismus auch dem Blut mehr Sauerstoff.

Durch die nachgewiesene, verzögerte Hirnreifung bei MD-Kindern ist aber auch die auditive und motorische Lateralisierung erschwert. Es kann beobachtet werden, daß diese Kinder lange in einer Beidhändigkeit verharren bzw. wechselseitig spielen, malen, basteln usw. Die natürliche Entwicklung der beiden Hirnhemisphären und deren jeweilige Aufgabenbereiche ist Voraussetzung für die Ausreifung einer gezielten Motorik, der exakten Hörverarbeitung, einer guten Stimme und Artikulation und somit der Sprache als Ganzes. Nur so kann rückwirkend das antagonistische Spiel der jeweiligen Lateralität in der motorischen Umsetzung, dem Hören und der sprachlichen Wiedergabe gelingen. Auch hier setzt die audio-vokale Therapie auf dem direktesten Weg an, den es bisher gibt.

3.9 Das körperbehinderte Kind im intrauterinen Klangerlebnis

Meine Beschreibung bezieht sich hier in erster Linie auf die Erfahrungen mit von Geburt an körperbehinderten Kindern und Jugendlichen, den sogenannten Spastikern. Bei diesen Behinderungsarten kann man zu einem hohen Prozentsatz davon ausgehen, daß sie durch einen Sauerstoffmangel im Verlaufe einer sehr problematischen Geburt verursacht wurden. Dieses bestätigen auch die Anamneseerhebungen. Die Eltern berichten in den meisten Fällen von einer guten oder normalen Schwangerschaft, jedoch einem Geburtsverlauf voller Komplikationen. Das könnte bedeuten, daß viele dieser Kinder ein gutes vorgeburtliches 'Nest' hatten, also neun Monate in einem Paradies lebten. Ob das eine Erklärung ist für die heitere und freundliche Wesensart der meisten dieser doch sehr schwer betroffenen Menschen? Im Gegensatz zu ihnen ist die Arbeit mit Kindern, die durch einen Unfall zu Schaden kamen, psychosomatisch viel schwieriger. Diese neigen viel eher und intensiver zu Resignationen und Behandlungsverweigerungen, während sich das geburtsbehinderte Kind mit dem ganzen Körper auf das Mittun freut (was in den meisten Fällen den Spasmus erhöht und beiden Beteiligten die Behandlung enorm erschwert). Oder sind es die Eltern, die nach den Unfallfolgen ihres zuvor quietschfidelen Kindes eine ganz andere Art von Trauerarbeit leisten müssen, sich anders verhalten und damit eine andere und prägende Einwirkung auf die Psyche ihres Kindes haben? Oder liegt es an der Erinnerung des Kindes, das ganz genau weiß: „Früher war alles viel besser und so wird es nie mehr werden; das, was ich jetzt lernen muß, konnte ich alles schon mal"? Auch diese Fragen wären es wert, statistisch erfaßt zu werden. Denn daraus ergibt sich zwangsläufig eine andere Art der psychopädagogischen Ansprache und des Umgangs.

Bei allen Kindern und Jugendlichen beider Behinderungsarten, die mir wegen Stagnationen im therapeutischen Bereich vorgestellt wurden und die die auditiven Wahrnehmungsuntersuchungen aktiv mitmachten, konnten zusätzliche auditive Verarbeitungsstörungen diagnostiziert werden. Das bedeutete, daß die Sprechschulung, zusätzlich zu den schon vorliegenden motorischen Schwierigkeiten, auditiv erschwert wurde. Besonders deutlich zeigte sich das bei Jugendlichen und deren schulischen Leistungen. Viele von ihnen hatten durch die auditiven Zuordnungsprobleme zusätzliche psycholinguistische Schwierigkeiten sowie eine Lese-Rechtschreibe-Schwäche (LRS). Diese wirkte sich wiederum auf das seelische Verhalten der Lernenden negativ aus.

In der audio-vokalen-Behandlung reagieren diese Kinder äußerst gut auf die musiktherapeutischen Angebote und besonders auf die gefilterte Mutterstimme. Das zeigte sich in einer entspannteren Grundmotorik, in gezielteren Bewegungsmustern sowie einer ganz anderen Art der Aufnahmefähigkeit. Diese guten Ergebnisse können auch andere Klangtherapeuten bestätigen. Manche von ihnen, die keine technische Möglichkeit haben, mit der gefilterten Mutterstimme zu arbeiten, gehen mit diesen Kindern auf ein Wasserbett und stellen den intrauterinen Raum durch ein Zelt oder Baldachin dar. Das Klangangebot kommt von außen, kann aber, je nach Eingabeintensität, über das Liegen auf dem Wasserbett als ganzkörperliche Schwingung empfunden werden. Ein manueller Druck auf die Liegefläche kann leichte, dem Körper angepaßte Bewegungen verursachen, die denen im Mutterleib ähneln. Auch diese Form der Behandlung hat eine wohltuende Wirkung auf den Körper und die Psyche der körperbehinderten Menschen.

Im Gegensatz dazu werden in der audio-vokalen-Integration und Therapie die Schallimpulse ganz gezielt und ohne jeglichen Verlust durch akustisch zu lange Wege direkt an das Innenohr gesendet. Damit fällt auch die psychophysische Überforderung während der logopädischen Behandlung weg, weil gleichzeitig mit den Übungen auch die Energiespende an die Hirnrinde gewährleistet bleibt. Ziel ist es, gerade bei diesen Kindern in ganz besonderem Maße das Gleichgewichtsorgan und dessen Impulse an das Rückenmark bzw. das Zentralnervensystem positiv zu beeinflussen. Selbstverständlich bleiben mit dieser Klangtherapie auch die Hilfen zur Aufarbeitung vor-, während- und nachgeburtlicher Hörerlebnisse bestehen sowie die Regulierung von auditiven Fehlmustern. Mir scheint im Vergleich zu herkömmlichen Methoden, daß die Übungsergebnisse hier fundierter, anhaltender und schneller wirken. Vor allem sind sie aber mit sehr viel weniger Anstrengungen sowohl für den Behandler als auch für den Lernenden verbunden. Da die plötzlich einschießenden Spasmen durch die gesteuerte psychophysische Ruhe nicht mehr derart wirksam werden, wie wir das sonst kennen, kann sich der ganze Organismus viel besser auf die neue Lernsituation einstellen. Damit ist auch ein „ich fühle, was ich tue" erreicht. Der Spastiker steht genau in diesem Punkt seelisch unter dem Einfluß seines Körpers und muß ständig empfinden: „Nun mach doch endlich, was ich will!". Mit dieser Therapieform wird ihm das Sichschämen, Sich-entschuldigen-wollen für seine 'Unachtsamkeit' genommen. Er fühlt und erfährt, daß er seine sonst unkontrollierten Bewegungen besser und gezielter einsetzen kann. Wie oft ich früher 'Ohrfeigen' und 'Püffe' bekam, mir unzählige Male schier der Finger abgebissen wurde unter dem Beißreflex dieser Kinder, kann ich nicht mehr zählen. Ich erinnere mich aber gut an die erschrokkenen und um Verzeihung bittenden Augenpaare. Das alles ist mit der audio-vokalen Integration und Therapie leichter geworden. Dennoch sind die Therapieerfolge auch mit dieser Behandlungsmethode sehr unterschiedlich und ich möchte hier vor übertriebenen Hoffnungen warnen. Auch hier gibt es Stagnationen, wie wir sie bei herkömmlichen Methoden kennen. In diesen Fällen ist es angezeigt, zu pausieren und eine andere Behandlungsart einzuleiten. Wenn diese jedoch nicht weiterführt, wird die audio-vokale Integration und Therapie wieder aufgenommen. So könnte die Förderung Schritt für Schritt und angepaßt an die Notwendigkeiten weitergehen. Das heißt, daß es auch bei dieser so aussichtsreichen Horchkur Langzeitbehandlungen gibt, ja geben muß, daß sie aber auch die Entwicklungsgrenzen infolge der Körperbehinderung aufzeigen wird. Wenn aber das Erüben einer besseren Aussprache für diese Menschen in einer verbesserten gesamtkörperlichen Ausgeglichenheit ablaufen kann, ist diese Behandlungsmethode der Beachtung wert. Das bestätigen die durch viele Therapien hindurchgegangenen Patienten immer wieder sehr deutlich.

3.10 Der Verlust der Mutterstimme
   – das Adoptivkind

Wir haben gehört, wie wichtig der Mutterkontakt des Neugeborenen in den ersten 10 Tagen ist. Aus diesem Grunde muß es uns sehr zu denken geben, wenn ein Kind direkt nach der Geburt abgegeben wird. Sicherlich wird es immer schwierig sein, herauszufinden, welcher Zeitpunkt der richtige für die Übergabe des Kindes ist, dessen Entwicklung und Zusammenwachsen mit den Adoptiveltern erwartet wird! Für die abgebende wie für die annehmende Mutter dürfte es der Sofortzeitpunkt nach der Geburt des Kindes sein. Ich möchte hier ein wenig spekulativ werden – und vielleicht mit meinen Gedanken zu längst fälligen Diskussionen und Untersuchungen anregen.

Wir wissen, daß ein Kind noch einige Tage nach der Geburt die von außen kommenden Geräusche und Stimmen auf ganz ähnliche Weise wahrnimmt wie intrauterin. Wenn es nun direkt nach dem Abnabeln von der leiblichen Mutter auf den nackten Bauch der Adoptivmutter gelegt werden würde und damit sofort deren Haut und Geruch erspüren und wahrnehmen könnte, deren Stimme durch das noch vorhandene Fruchtwasser im Ohr hörte, deren ganze Liebe, Freude und Zuwendung erfahren könnte, so würde in dieser sehr kurzen Zeitspanne der postnatalen Prägung sehr wahrscheinlich eine bessere und grundlegendere Verschmelzung mit der Jetzt-Mutterstimme erfolgen und ein zu krasser 'Abriß' von der Innen- zur Außenverbindung vermieden werden können. Vielleicht würden damit auch zukünftige, größere Konflikte ausbleiben. Stattdessen beginnt die neue Zweisamkeit oft mit unnötigen Wartezeiten und Trennungen. Statt schneller Hilfe für alle müssen behördliche Verordnungen und – wie mir viele Adoptiveltern sagten – unerträgliche Anmaßungen von behördlicher Seite und deren bürokratische Hürden überwunden werden. Sicherlich muß sehr genau geprüft werden, wohin ein Kind kommen soll und welche Motive für eine Adoption vorliegen. Aber kann das nicht lange vor einer Adoption geschehen? Zum anderen müssen Adoptiveltern aber auch wissen, daß diese viel zu früh aus dem leiblichen Mutterschutz entlassenen Kinder ihr Leben mit tiefen Entbehrungen und Trennungsschmerzen beginnen und daß, bei aller Liebe und Fürsorge durch die neuen Eltern, ein Rest von Fremdheit zwischen der Adoptivmutter und dem Kind bleiben kann. Das bestätigen in sehr eindrucksvoller Weise die Schilderungen früh adoptierter Erwachsener. Sie berichteten übereinstimmend, daß sie es „irgendwie immer gewußt haben", in einer „fremden" Familie zu sein. Ich möchte hier keineswegs eine Entmutigung zur Adoption aussprechen, im Gegenteil. Diese weggegebenen Säuglinge und Kinder brauchen den engen Kontakt einer Familie, um wirklich gedeihen zu können, und so möchte ich eher dazu ermuntern, eine Adoption einzugehen. Wichtig erscheint mir aber, daß die zukünftigen Eltern die oft bestehenden Informationsmängel über die Herkunftsfamilie gründlich aufdecken und die Konsequenzen, die aus Krankheit oder Sucht bei dem Kind entstanden sein können, gut bedenken. Bei den Befragungen der Adoptiveltern nach der Familiengeschichte staune ich immer wieder, wie gering das Wissen um die leibliche Mutter, deren Gesundheitszustand, Suchtgefahr, Abtreibungsversuche, Vererbungsfaktoren usw. ist. Auch die vermittelnden Behörden belassen die neuen Eltern viel zu oft in Unkenntnis bzw. wissen selbst oft zu wenig. Oder wollen sie nichts sagen? Bei einer Auslandsadoption sollte man wissen, um wieviel schwieriger es für ein Kind ist, sich in einer anderen ethnischen Sprachregion und damit außerhalb seiner eigenen ethnischen Hörgewohnheit wiederzufinden. In einem früheren Abschnitt erläuterte ich den Zusammenhang der ethnisch ausgeprägten Hörgewohnheiten durch die intrauterine Prägung der Mutterstimme. Man kann sich gut vorstellen, welche 'Verwirrnis' es für ein solches Kind sein kann, in eine andere Sprachzone zu wechseln und wieviel Kraft es einsetzen muß, um diesen 'Mangel' auszugleichen. Da sich ein Kind immer in die Lebensgewohnheiten der Erwachsenen einfinden muß, weise ich hier ganz besonders auf dessen Probleme hin. Es gibt Fremdheiten und dadurch Entwicklungen, die in ihrer Schwere von keinem der Beteiligten vorausgesehen wurden, und manche Adoptiveltern erlahmen schon auf halber Strecke. Dann hilft es nichts mehr, zu sagen: „Aber sie (oder er) sah doch so süß aus". Hier wurde vergessen, daß es sich um ein Individuum handelt, daß alle Hilfe braucht, jedoch keine Eltern, die mit ihm angeben und sich auch noch mit ihrer Adoption vor den Nachbarn brüsten. In meinen vielen Praxisjahren habe ich leider immer wieder erlebt, daß gerade die 'hilfreichen' neuen Mütter dem Kind nicht so gut taten, wie es nach außen zunächst schien. Hinter dieser 'Aufopferung' verbargen sich manchmal ein versteckter Ehrgeiz, eine Art Großtun, bewundert zu werden, ein Helfersyndrom oder schlicht Alleinseinsgefühle der kinderlosen Mutter. Die Adoptivkinder solcher Frauen müssen deren ständigen Anforderungen genügen und sind oft sehr überfordert. Diese wollen ja 'nur das Beste' für ihr Kind und schleppen es zu zig Behandlungsmethoden, stecken alle Energien in die 'Aufgabe', gerade dieses Kind zu fördern. Oft kommen diese Kinder derart ermattet und verschlossen in die 'schon wieder neue' Behandlung, daß ich Tage brauche, bis ein Vertrauen hergestellt ist. Die Väter, wenn sie denn Mutter und Kind begleiten, sitzen oft ebenso ermattet und hilflos herum, fühlen sich genauso mißbraucht wie das Adoptivkind. Ich erinnere mich in diesem Zusammenhang an eine Mutter, die höchst beleidigt war, als ich ihr mitteilte, daß nicht das Kind, sondern sie selbst behandlungsbedürftig sei. Der Hörverarbeitungstest zeigte ganz deutlich, welche Hilfe sie benötigte. Die Abwehrreaktionen des Kindes auf die wieder neue Behandlung waren damit vollauf berechtigt. Natürlich kann man letzteres aus pädagogischen Gründen nur sehr vorsichtig und nicht im Beisein des Kindes aussprechen. Es veranlaßt mich jedoch, besonders genau hinzuhorchen, was hinter all dem Trubel um das Adoptivkind steht.

Im Gegensatz zu solchen Beispielen habe ich aber auch Adoptiveltern kennengelernt, die in Kenntnis der schwierigen Umstände und Entwicklungschancen eines Kindes gerade dieses aufnahmen, das niemand haben wollte. Hier werden ganz bewußt alle Schwierigkeiten von vorne herein bedacht. Diese Eltern bereiten sich lange und gründlich auf ihre selbstgestellte Aufgabe vor. Damit können sie nicht mehr derart enttäuscht werden wie jene Mutter, die mir mit einem Tonfall von totaler Ablehnung sagte: „Wenn ich das vorher gewußt hätte, hätte ich sie nie genommen. Ich kann sie nicht behalten, sie kommt jetzt in ein Heim. Meine Ehe geht an diesem Kind kaputt." Das achtjährige Mädchen saß dabei, schaute mich mit einem unendlich leidvollen Ausdruck an, als wollte es sagen: „Ich kann doch nichts dafür. Sie versteht mich nicht. Sie ist doch auch nicht gut zu mir". In diesem Falle waren beide, die Adoptivmutter und das Mädchen, auditiv gestört. Nach der Regulierung und damit der Beseitigung der Hörverarbeitungsprobleme konnte nicht nur bei dem Kind ein verbessertes kommunikatives Verhalten beobachtet werden, sondern beide fanden ein neues Selbstvertrauen und eine neue Art der Zuwendung zueinander. Die Mutter wollte das Mädchen nun unbedingt „ganz bei sich aufnehmen", wobei sie unbewußt die Hände auf ihr Herz legte.

Auch dieses Ergebnis war kein Einzelfall. Allerdings können wir bei Adoptivkindern nicht mit der Stimme der leiblichen Mutter arbeiten, da wir diese in der Regel nicht haben bzw. sie nicht einsetzen würden. Die Stimme der Adoptivmutter kann hierfür kaum in Frage kommen, da es in dieser Arbeitsphase ja um das pränatale

Hörerleben des Kindes mit der leiblichen Mutter geht. Nur in äußerst seltenen Fällen kann während des postnatalen Klangerlebnisses an die Einspielung der Stimme der Adoptivmutter gedacht werden. Diese Maßnahme hängt aber von vielen Faktoren ab und kann von ihr nicht gefordert werden. Bei vielen (Adoptiv-)Eltern zeigen sich, wie oben angedeutet, ebenfalls auditive Wahrnehmungsstörungen, die im Hinblick auf das Kind unbedingt reguliert werden müssen (Siehe hierzu Kapitel 14).

3.11 Redeflußstörungen, ein Lateralisierungsproblem?

Wie oben ausgeführt, gibt es nicht nur die Lateralisierung der Hirnhemisphären und der mit ihnen verbundenen Hörbahnen, sondern auch die der Motorik; hier im besonderen die unserer Sprechmuskulatur. Bei dieser wird der Kehlkopf beim Sprechvorgang durch zwei Äste des Nervus Vagus, den sogenannten Rekurrensnerven, innerviert*, wobei der linke Ast wiederum einen längeren Weg hat als der rechte. Wenn beide Nerven- und Muskelstränge wechselwirkend (antagonistisch) nicht richtig zusammenarbeiten, kann der motorische Ablauf im Kehlkopf gestört sein. Dieses führt zu Atem- und Sprechhemmungen. Ein Mensch mit einer Redeflußstörung (z.B. Stottern) ist in seinen artikulatorischen Bewegungsmustern meist dyslateralisiert*. Solange er das bleibt, ist jegliches Bemühen um flüssiges Sprechen erfolglos. Das antagonistische Zusammenspiel von Kehlkopf, Stimmbändern, Zungenwurzel, Zunge, Gaumensegel, Lippen, Kiefer, Zwerchfell, Zwischenrippenmuskulatur und der Sprechatmung kann nicht gelingen. Es kommt nicht zum wechselseitigen und damit harmonischen Zusammenspiel von Anspannung, Abspannung° (s. S. 62) und Pause (Schlaffhorst und Andersen).

Fast immer paart sich die Redeflußstörung mit Linkshörigkeit, d. h. mit dem längeren akustischen Verarbeitungs- und damit Reaktionsweg. Bei jeder Therapie sollte daher die akustische Lateralisierung das wichtigste Ziel sein. Über diese wird die linke Hirnhemisphäre (Sprachzentrum) erreicht und damit die linguistische Lateralisierung entsprechend beeinflußt. „So wie der Mensch hört, so spricht er auch" (Tomatis). Wenn also der Hörweg richtig gebahnt ist, kann auch die Sprache besser fließen.

Da eine Redeflußstörung immer auch einen psychogenen Anteil wie Enttäuschungen, Wut und Verzweiflung über das stotternde Sprechen in sich birgt und es später zu Verdrängungen oder auch Depressionen kommen kann, werden diese, oft in frühester Kindheit entstandenen seelischen Probleme, in der audio-vokalen Therapie nicht außer Acht gelassen. Die eigentliche Sprecherziehung beginnt, wenn Anzeichen dafür da sind, daß die psychogene Problematik verarbeitet werden will und kann. Nur so können Selbstvertrauen und Harmonie wieder hergestellt werden. Auch hier liegt, neben der sofort beginnenden Beeinflussung der Lateralisierung, ein Teil des Horchtrainings in der passiven Arbeit, dem nach-Innen-Horchen-Lernen. Das Loslassen-können von Sprechangst und Atemnot trägt den Wunsch in sich, verstärkt zu kommunizieren, sprachlich wieder mit dem anderen in einen vertrauensvollen Kontakt zu treten. Es ist der Beginn für ein selbst gewünschtes, intensives Üben des Zusammenspiels von Atem, Stimme und Sprache, die durch den ganzkörperlich erfahrbaren und fließenden Sprechablauf zu einem fundierten Erlebnis werden kann. Er macht das *Wie*-spreche-ich bewußt, zeigt Verspannungen auf und lehrt den Körper, diese zu vermeiden.

○ Statt des sonst gebräuchlichen Begriffes <u>Ent</u>spannung benutzen wir Schlaffhorst-Andersen-Lehrer den Begriff <u>Ab</u>spannung. Diese Bezeichnung für einen muskulären Zustand erscheint uns physiologisch richtiger. Ein sich aus der Spannung lösender Muskel enthält auch immer die Spannkräfte seines Antagonisten, fällt also in seinem gesunden Zustand niemals in die Erschlaffung. Mit Abspannung wird die zentrifugal gerichtete Streck- und Dehnspannung gemeint. Im Gegensatz dazu nennen wir die zentripetal gerichtete Bewegung Anspannung oder Zusammenziehung. Im dreiteiligen Atemrhythmus nach Schlaffhorst und Andersen können beide Phasen in eine bewegte Ruhe münden. Diese Begriffe hängen eng mit der natürlichen Zwerchfellbewegung und der atemverbundenen Zwischenrippenmuskulatur zusammen („Die Atem-Schriftzeichen" von Gertrude Schümann).

3.12 Zwanglos von der linken zur rechten Hand?

Immer wieder werde ich gefragt, ob Linkshändigkeit eine negative Wirkung auf die audio-vokale-Integration und Therapie habe. Bisher konnte ich das, nach allen Beobachtungen, verneinen. Es ist eher so, daß sich das Horchtraining ordnend und damit positiv auf die motorischen Abläufe der Hände auswirkt. Noch vor einigen Jahren glaubte man, daß beim Linkshänder die Hirnhemisphären selbstverständlich 'vertauscht' seien, also auf der jeweils anderen Seite lägen. In jüngster Zeit neigen manche Wissenschaftler zu der Ansicht, daß die Hirnhälften richtig angelegt sind, die Hemisphärendominanz der Handmotorik, also die Dominanz des Arbeitsimpulses, jedoch verschoben sei. Diese 'Verschiebung' mache die Besonderheit einer Linkshändigkeit aus. Wieder andere meinen, daß die Hemisphärendominanz unabhängig von der Rechts- oder Linkshändigkeit sei, diese Frage also keine Rolle spiele. R. Jung untersuchte die Linkshändermerkmale von bekannten Kunstmalern. Hier deutet er auf die wechselseitige Handhabung beider Hände hin, die sich z.B. bei Leonardo in der Schreibschrift als kontinuierlich angewandte Spiegelschrift äußerte. Das Phänomen der Linkshändigkeit ist also bis heute wissenschaftlich nicht geklärt. Da das Gleichgewichtsorgan im Innenohr die Muskulatur des Körpers unter Kontrolle hat und das audio-vokale Training besonders die akustische Lateralisierung über das rechte Ohr (und damit die linke Hirnhälfte) anspricht, wirkt sich das Stimulans auch auf die Rechtshändigkeit aus. Wie schon gesagt wurde, ist die linke Hirnhälfte für die rechte Seite des Körpers zuständig (Kreuzungsbahnen). In der Therapie mit Hörverarbeitungsstörungen kommt es daher immer wieder vor, daß sich bei den Hörenden die Linkshändigkeit immer mehr abschwächt und sie schließlich auch mit der rechten Hand arbeiten bzw. später beidhändig werden. Das könnte ein Hinweis darauf sein, daß es bis dahin lediglich eine 'Verirrung der Wege' gegeben hat – aus welchen Gründen auch immer.

Eine gute Lateralisierung wirkt sich natürlich auch auf die Feinmotorik, in diesem Fall auf die Schriftzüge und Schreibgeschwindigkeit, positiv aus. In einer Videoaufnahme gelang mir, noch während der Behandlung, ein sehr schöner Beweis der Umpolung von verspannter Motorik und linkshändigem Spiel zu einer fließenden Bewegung mit Rechtshändigkeit. Das ca. 4-jährige Kind spielte bis dahin nur mit der linken Hand und hielt seine rechte Hand in einer verspannten, fast verschraubten Haltung, wobei die Schulter hochgezogen und nach innen gedreht, der Ellenbogen nach oben abgewinkelt und die Hand nach innen und hinten verdreht waren. Bei diesem Anblick konnte man den Verdacht auf ein spastisches Bewegungsmuster haben, obwohl der Junge keinerlei sonstige Anzeichen einer solchen Entwicklungsstörung zeigte. Noch während des Spiels verbesserten sich deutlich sein Spitzgriff, sein logisches

Hantieren und seine Haltekraft. Der rechte Arm und die Hand lösten sich plötzlich aus ihrer verspannten Haltung, die rechte Hand griff in einem harmonisch gezielten Bewegungsablauf zu und wurde von da ab richtig eingesetzt. Er blieb bis heute rechtshändig. Ich spreche daher nicht nur von der Rechts- oder Linkshändigkeit, sondern meine und beeinflusse immer auch die ganzkörperliche Seitigkeit, also die jeweilige Dominanz in Verbindung mit dem rechten Ohr und der linken Gehirnhälfte.

3.13 Es lärmt, rauscht und fiept im Ohr – Der Terror Tinnitus*

Kennen Sie das? 'PFiiiiiiiiiiiiiiiiiiiiiiiiiiiiiiiiii' macht es und dann ist es plötzlich weg und man wundert sich. Nach Tagen wieder dieses Fiepen, nun aber aufdringlicher. Und irgendwann einmal geht es nicht mehr weg, kann mit der Zeit so stark werden, daß jegliches Ausruhen oder Schlafen unmöglich geworden ist. So schildern es mir manche Patienten. Bei anderen kommt und geht der Ton, oft mit Streßsituationen verbunden. Manche haben ein Rauschen im Ohr oder es wummert hinterm Trommelfell. Wieder andere sprechen von unangenehmem Sirren, das sich plötzlich zum Piepsen öffnet. Diese ganzen Geräuschsensationen im Ohr haben die Mediziner unter dem Begriff Tinnitus zusammengefaßt. Woher diese Ohrgeräusche kommen, ist nicht bekannt. Man nimmt an, daß es sich hier vorwiegend um Streßsymptome handelt. Diese verursachen auch immer psychosomatische Verspannungen, die sich oft in einer verspannten Halswirbelsäule und einer schlechten Körperhaltung mit flacher, hochgezogener Atmung ausdrücken können. Die damit verbundene Durchblutungsstörung ergibt zwangsläufig einen mangelnden Sauerstoffgehalt des Blutes. Zur Vermeidung dieser Überlastung könnte man allen Streßgeplagten und gelegentlich mit Ohrgeräuschen behafteten Menschen die sogenannten 'Hausmittelchen' empfehlen wie: Sofort flach legen und ruhig und tief atmen. Damit kann das Blut schneller in die schlecht versorgten Bereiche fließen. Ruhe und Wärme, mal was liegen lassen und stattdessen einen Marsch an der frischen Luft machen, sind weitere Empfehlungen, die beherzigt werden sollten. Ein ganz wichtiger Punkt scheint hier wieder die Ernährung zu sein. Man sollte darauf achten, daß der Organismus nicht 'zu sauer' wird und die Nahrungsmittel auf basische Auswirkungen abstimmen (siehe Kapitel 13 „Bemerkungen über Ernährung und Ohr").

Was kann nun die Hörverarbeitungstherapie zur Besserung des Tinnitus leisten? Allgemein ist zu sagen, daß auch hier keine Erfolgsversprechen gemacht werden, sondern jede Behandlung ein neuer Arbeitsversuch ist. Bisher hat sich jedoch gezeigt, daß ein hoher Prozentsatz der von Ohrgeräuschen betroffener Menschen äußerten, daß sie sich nach der Behandlung im Ganzen ruhiger und ausgeglichener fühlten und vor allen Dingen, daß Unsicherheiten und Ängste gemildert bzw. verschwunden seien, sie mehr Selbstvertrauen hätten und sich in einer positiveren Grundstimmung befänden. Manche Patienten sagten, die Ohrgeräusche seien weg, manche, daß sie nicht mehr so störend aufträten, und nur ein ganz geringer Prozentsatz der Behandelten hatte noch die gleichen Probleme, obwohl sie fanden, daß die Horchkur in vieler Hinsicht dennoch lohnend gewesen sei. Auch diese Patienten fühlten mehr Ruhe in sich, und äußerten, daß sie nun besser mit der Störung umgehen könnten, man ließe sich nicht mehr von ihr beherrschen. Manche konnten verordnete Medikamente senken oder sie ganz absetzen.

Auch Menschen mit einer überaus hohen und unerklärlichen Geräuschempfindlichkeit sprachen von einem ganzkörperlichen Wohlbefinden während und noch lange nach der Behandlung. „Jedes Rascheln eines Blattes tut mir weh" schilderte mir eine Patientin ihren Zustand. Die medizinischen Abklärungen ergaben bei diesen Patienten ebenfalls keine Ursachen für diese Überempfindlichkeit. Die Anamneseerhebungen zeigten sowohl bei Tinnitus als auch bei der Geräuschüberempfindlichkeit ganz unterschiedliche Situationen im Zusammenhang mit dem Auftreten dieser Störung. Bei manchen kam sie schleichend, bei anderen quasi „unter der Dusche", bei wieder anderen als Überbleibsel nach einer vorausgegangenen schweren Erkältung, einer anderen Erkrankung, nach einem Hörsturz oder Unfall.

Die Befragung nach den Lebensumständen dieser Patienten hat bei vielen ein sehr hohes berufliches Engagement gezeigt. Sie waren, obwohl sie davon sprachen, daß sie ihren Beruf sehr liebten, durch zu viele Überbelastungen beeinflußt, die z.T. Prägungen aus der Kindheit waren. So sprachen manche Patienten über eine Art von 'Selbstbestrafung', andere fanden sich von den Eltern nicht angenommen und wollten nun zeigen, daß sie 'etwas geschafft' hatten, wieder andere steckten in Verpflichtungen, die sie nicht bewältigen konnten, litten unter dem falschen beruflichen Weg usw. Die audiometrischen Teste bestätigten in vielen Fällen die subjektiven Aussagen. Bei vielen Patienten fanden sich Hörentzüge und Orientierungsprobleme, bei manchen sogar auditive Blockaden. Wichtig sind die Berichte der Patienten nicht nur für das therapeutische Vorgehen, sondern auch für die Vergangenheitsbewältigung. Nur wenn erkannt wird, was zu der jetzigen Störung führte, kann eine Verschlimmerung des Zustandes in Zukunft vermieden werden. Sicherlich liegt ein großer Teil der Besserung in dem Erlernen einer neuen Ruhe und Gelassenheit. Zwei Stunden ohne Aktion zu verbringen empfinden viele der (über)aktiven Patienten zunächst einmal als 'eine Strafe'. Nach einigen Tagen aber schlafen viele von ihnen während der Behandlung ein und wieder einige Zeit später genießen sie die neu gewonnene Ruhe. Die zusätzliche energetische Aufladung läßt sie nach Beendigung der Horchkur 'einen Gang langsamer fahren'. Ein Teilziel der Therapie liegt genau hier. Der Patient soll lernen, mit seinen Kräften schonend und angepaßt umzugehen. Eine Patientin formulierte es so: „Da rast man durch das berufliche Leben, will es jedem recht machen und wenn man sich umschaut, hat man für sich selbst nur ein kaputtes Ohr gewonnen. Ich muß in Zukunft behutsamer mit mir selbst umgehen."

3.14 Der Hörsturz – ein unvermeidliches Schicksal?

Entscheidend ist bei dieser Frage, daß ich in diesem Zusammenhang nur über Patienten sprechen kann, bei denen die medizinische Abklärung keinerlei Hinweise auf organisch bedingte Veränderungen im Ohr (Tumore, Viren, toxisch-medikamentöse oder toxisch-infektiöse* Erkrankungen usw.) ergab. Insofern muß davon ausgegangen werden, daß bei diesen Patienten der Verdacht einer psychosomatischen Folgereaktion vorlag. Sie alle schilderten, ähnlich wie die Patienten mit Ohrgeräuschen, daß sie die zurückliegenden Jahre übermäßig angespannt gewesen sein, immer wieder negative Streßzustände durchstehen mußten, unter Schwankungen zwischen Aggressionen, Depressionen oder Versagensängsten litten. Manche sprachen von einer Orientierungslosigkeit in allen Lebensbereichen. Andere hatten schon zwei bis drei Hörstürze durchgemacht, ohne daß ein Hinweis auf die Ursache gefunden wurde. Bei manchen gingen verschiedene Ohrgeräusche (Tinnitus), Ohrwummern oder auch Schwindelzustände voran, die sich mit der Zeit verstärkten. Viele der Patienten hatten wegen ihrer psychischen Belastungen schon vor ihrem Hörsturz Erfahrungen mit Gesprächstherapien, psychoanalytischen Behandlungen oder mit Psychopharmaka gesammelt.

In der Anamnese zeigte sich, daß schon in der Kindheit erlebte Versagens- und Verlustängste, der Hang zu Überforderungen, Orientierungsprobleme sowohl in der Schule als auch in der Berufsfindung usw. vorlagen. Hier kann davon ausgegangen werden, daß der Hörsturz eine Spätfolge der psychogenen Daueranspannungen war.

Da die Ursachen einer plötzlichen Hörminderung oder Ertaubung sehr vielfältig sind, muß immer und unbedingt eine rasche, medizinisch fundierte Abklärung und Behandlung beim Spezialisten, noch besser in einer entsprechenden Klinik, erfolgen! Ohne eine solche Abklärung und medizinische Voraus-Behandlung darf eine audiovokale Therapie niemals begonnen werden! Jedoch verspricht die unmittelbar nach der Klinikentlassung angefügte audio-vokale Therapie erfahrungsgemäß die größten Heilerfolge. Bisher konnten durch die schnelle Anschlußtherapie die unangenehmen und häufig bleibenden Begleiterscheinungen und Nachwirkungen wie zurückbleibende Ohrgeräusche, schlechtes Hören, übermäßige Geräuschempfindlichkeiten, akustische Desorientierungen usw. gelindert werden. Bei einigen Patienten traten diese gar nicht erst auf. Jedoch möchte ich diese Aussagen mit aller Vorsicht kundtun.

Da fast alle mir bekannten Patienten darüber klagten, daß sich ihre grundlegenden Probleme nach dem Klinikaufenthalt nicht gebessert hätten, manche von ihnen im Gegenteil befürchteten, einen neuerlichen Hörsturz zu bekommen, muß die Therapie auch die psychogenen Ursachen einer nicht organisch bedingten Ohrschädigung erfassen. Und damit sind wir wieder da, wo das intrauterine Hören beginnt.

Da vor jeder audio-vokalen Therapie eine Untersuchung auf Hörverarbeitungsprobleme stattfindet, konnten auch bei diesen Patienten die oben beschriebenen Hörverarbeitungsstörungen in mehr oder weniger starken Ausprägungen objektiv nachgewiesen werden. Diese waren z.T. auch auf dem 'gesunden' Ohr zu finden. Folglich muß man annehmen, daß die grundlegende Ursache für die ungünstigen psychosomatischen Lebensumstände und damit die Überbelastungen aus der frühesten Zeit des Hörens stammten. Aus allem, was bisher gesagt wurde, meine ich, daß sich ein Hörsturz sicherlich in vielen Fällen vermeiden ließe, wenn die auditiven Gewohnheiten und Muster rechtzeitig erkannt und die Klagen der Patienten ernster genommen würden. Denn viele von ihnen können sehr genaue Zusammenhänge von Schulangst, Bettnässen, Daumenlutschen, strenge Eltern, Verlassenseinsgefühle usw. angeben. Oft wird auch der totale Mangel an Energie, also ein immerwährendes Ausgepumptsein beschrieben. Da der Körper seine Energien auch aus der eigenen Stimme, den obertonreichen Klängen bezieht, wird in der audio-vokalen Therapie immer auch gesungen. Man muß keine ganzen Arien singen. Es genügen kleine Melodien, die zu einer Art Heilsingen werden können. Prinzipiell sollte die musische Betätigung wieder mehr als bisher geweckt und gefördert werden. Viele Patienten sagen nach der Horchkur und besonders nach dem eigenen Singeerlebnis: „Hätte ich Sie früher getroffen, wäre mir das sicherlich nicht passiert" oder „Ich war mein ganzes Leben lang so sehr belastet mit mir selbst und allen Dingen, die ich, trotz größter Mühen, nicht in Ordnung bringen konnte. Darüber habe ich vergessen zu singen. Jetzt werde ich es tun und freue mich darauf." „Diese unerklärliche Angst, alles falsch zu machen, ist weg sobald ich singe." „Ich höre zwar immer noch nicht besser, aber ich fühle mich besser", usw., wobei alle Patienten übereinstimmend die neu gewonnene Ruhe ansprechen.

Das Ziel zur Vermeidung weiterer Turbulenzen des Ohrs ist die grundlegende Wiederherstellung der auditiven Ordnung. Nur sie kann den Menschen in sein eigenes Ich, seine eigenen Urkräfte, sein Selbstvertrauen und in die Lebensfreude zurückführen, die er bis dahin oft, aber vergeblich, oder mit viel zu hohen Anstrengungen suchte. Und erst mit dem Ankommen in seiner Mitte, der Harmonisierung seiner biophysikalischen Kräfte, kann man von ihm erwarten, daß er zu seinem eigenen, gesundheitlich angemessenen Verhalten findet, so daß ein neuerlicher Hörsturz grundlegend vermieden werden kann. Anders ausgedrückt: Wer die in diesem Buch angegebenen Schwierigkeiten bei sich entdeckt, sollte sich auf Hörverarbeitungsstörungen prüfen lassen. Gibt es keine Hinweise auf diese, so können weitere Gespräche sicherlich verdeutlichen, welche anderen therapeutischen Maßnahmen zu Verhaltensumstellungen führen und daher zu empfehlen sind. Ich behaupte also, daß die Gefahr eines psychosomatisch bedingten Hörsturzes zu vermeiden ist, sobald die oben aufgeführten ursächlichen Symptome erkannt und behoben wurden.

Obwohl diese Aussage bis zur Beweisbarkeit noch eine Hypothese bleibt, sprechen die Patientenschilderungen und die therapeutischen (Reparatur-)Maßnahmen bzw. deren Erfolge für sich. Wir müssen neue Hinweise auf kausale Zusammenhänge bedenken und eine bessere Prophylaxe* anbieten, statt immer nur die gleichen Mittelchen zu verordnen oder Empfehlungen auszusprechen, die mancher Mensch weder befolgen noch durchhalten kann. Außerdem müssen wir uns immer wieder klar machen, daß der Mensch beinahe 3 Jahre seines Lebens in einer sprachlosen, der Nonverbal-Erinnerung, reift. Erst, wenn die Ich-bin-Situation auch sprachlich erfaßt ist, kann von einer rückwirkenden sprachlichen Erinnerung ausgegangen werden, während Klänge, taktiles Empfinden und sogar Farben schon in der rudimentären* Entwicklung der entsprechenden Organe gespeichert sind. Auch bei den Patienten mit Hörstürzen führt die audio-vokale Therapie in das Zurückfinden ohne Worte, in diesen Kern der frühesten Hörerinnerungen hinein.

Bei Patienten, deren Hörsturz in durchgemachten Erkrankungen liegt, kann die Klangtherapie die psychophysische Grundhaltung verbessern. Damit erhält auch der Kranke mehr Lebensqualität. Diese Erfahrungen sind für mich und meine Patienten eine sehr wichtige Erkenntnis. Viele kranke Menschen empfinden den neuen Lebensmut und die gestärkte Vitalität als ein Geschenk. Diese grundlegende Veränderung des allgemeinen Wohlbefindens wird von allen behandelten Patienten übereinstimmend bestätigt – auch wenn es mitunter kaum sichtbare Veränderungen auf den Horchkurven gibt. Das Nahziel einer jeden Hörsturz-Behandlung ist der Ausschluß eines weiteren Hörsturzes und das Erreichen einer ausgewogenen psychosomatischen Stabilität. Die Besserung der Hörfähigkeit wird selbstverständlich angestrebt, ist aber bei lange zurückliegenden Prozessen häufig unbefriedigend.

3.15 Der Schädel-Hirnverletzte und seine neue Welt

Bei dieser Beschreibung handelt es sich um Erwachsene, die infolge eines Unfalls, Schlaganfalls, Herzinfarkts u.ä. lange im Koma lagen. Diese Menschen wurden zu mir empfohlen, nachdem die momentanen Therapien nach herkömmlichen Methoden stagnierten. Die auditiven Tests ergaben bei allen neben den hirnorganischen Ausfällen oder Erschwernissen die oben beschriebenen Hörfehlverarbeitungen. Diese müssen, wie inzwischen bekannt ist, als isoliert dastehende Störungen betrachtet werden. Natürlich kann ich hier nicht ausschließen, daß bei dem einen oder anderen Betroffenen diese auditiven Verarbeitungsprobleme nicht auch schon vor dem Unfall oder der Erkrankung da waren. Verfolgt man aber die beruflichen Lebensläufe und das persönliche Engagement im gesunden Leben dieser Menschen, so ist durchaus festzustellen, daß die Hörverarbeitungsblockaden in den meisten Fällen als Folge des Komas entstanden sein müssen. Dies wäre ein ganz neuer Aspekt in der Beurteilung und Therapie zur Wiederherstellung der Sprache und des Sprechens. Die Erkenntnisse darüber müßten zwangsläufig die Konsequenzen nach sich ziehen, daß vor jeder sprachtherapeutischen Maßnahme eine Abklärung auf die auditive Wahrnehmungs- bzw. die auditive Ordnungsfähigkeit erfolgen sollte. Denn wie soll das Wiedererlernen der Wort- und Bildsprache gelingen, die Kommunikation funktionieren, wenn Sprache semantisch* nicht richtig erfaßt wird, ganze Silben einfach ausfallen, der Patient auf dem falschen Trommelfell hört? (siehe Kapitel 1).

Die audio-vokale Integration und Therapie ist den herkömmlichen Übungsmethoden mit diesen Patienten nicht nur in der sprachtherapeutischen Übungsbehandlung nachweislich weit überlegen, sondern auch in der motorischen Auswirkung durch die Stimulierung des Gleichgewichtsorgans (Vestibularapparat). Da zudem bei dieser Art der Klangtherapie auch immer die energetische Auflading der Hirnrinde gesichert bleibt, fühlen sich die Patienten von Grund auf gestärkt und erfrischt. Dadurch können sie auch die Therapien in anderen Fachbereichen sehr viel länger durchhalten. Während man bei den herkömmlichen Methoden in jeder Minute auf die Mitarbeit des oft viel zu schnell ermüdeten Patienten angewiesen ist, kann bei dem audio-vokalen Training in den Anfangssitzungen zunächst auf die Mitarbeit des Patienten verzichtet werden. Das Ohr reagiert in jedem Falle auf die eingegebenen Klangmuster (siehe Kapitel 8.1 und 8.2, *Weg* und *Art*). Aber auch im Sprachverständnis, der artikulatorischen Feineinstellung und der benötigten Arbeitszeit sind die positiven Unterschiede zu herkömmlichen Methoden deutlich zu belegen. Bei allen Behandlungen konnten die Patienten innerhalb weniger Tage erlebbare Fortschritte erzielen. Patienten mit leichten bis mittelgradigen Sprach- und Gedächtnisproblemen konnten nach insgesamt 32 Übungstagen, verteilt auf 3 bis 4 Monate, eine berufsfördernde Maßnahme durchlaufen, selbständig entsprechende Gespräche führen oder sogar beruflich wieder eingegliedert werden (sind also auch wieder Beitragszahler der Krankenkassen). Patienten mit schweren Hirnverletzungen zeigten deutliche feinmotorische Verbesserungen, konnten sich anhaltender konzentrieren, fanden sich nach kurzer Zeit auch in fremden Räumen schneller zurecht, verbesserten objektiv und subjektiv ihren akustischen Orientierungssinn (auch im Straßenverkehr!) und wurden lernmotivierter. Ihre Grundstimmung war weniger depressiv. Durch diese schnellen Erfolge konnten auch angrenzende Therapeuten bessere Entwicklungsfortschritte erzielen.

Eines dieser sehr erfolgereichen Therapieergebnisse, das ich mit der Videokamera festgehalten habe, möchte ich hier schildern:

Herr B., 43 Jahre, lag nach einem Herzinfarkt mit Komplikationen 5 Wochen im Koma und hatte anschließend viele Wochen in einer Rehaklinik verbracht. Da er sich selbst kaum helfen, keinen Stuhl zurechtrücken konnte, völlig orientierungslos war und verbale Anweisungen kaum verstand, sie nur extrem verwaschen wiederholte, begleitete ihn seine Frau zu den Behandlungen. Der Hörverarbeitungstest ergab alle zentralen auditiven Verarbeitungsprobleme, die testbar waren. Zusätzlich hatte der Patient starke motorische Störungen, Drehschwindel, immense Konzentrationsprobleme und Merkdefizite. Sein Blick glitt ab, die Augen blickten verständnislos und stumpf, die Mimik blieb meist leblos, die Stimme war monoton. Er ließ sich wie ein Kind hin- und herführen, konnte Wachsmalblöcke nur sehr grob und ungeschickt halten und bewegen. Nach einer Eingewöhnungszeit von ca. 8 Horchtrainingstagen begann der Patient statt seines Gestrichels lauter Kreise zu malen und dazu rhythmisch zu singen. Zwei Tage später erinnerte er sich plötzlich an Zahlen, malte sie auf und begann nach ca. 14 Arbeitstagen kleine Rechenaufgaben zu lösen. Seine Feinmotorik wurde genauer, sein Gang gezielter, er drehte sich ohne Schwindelzustände, befolgte Anweisungen sehr viel besser als vor Beginn der Behandlung und konnte sich auch in den einzelnen Räumlichkeiten zurechtfinden, d.h. er wußte, wo dieses oder jenes Behandlungszimmer lag. Er gab Antwort auf Fragen, so daß kleine Unterhaltungen zustande kamen. Seine Mimik belebte sich, seine Stimme zeigte Höhen und Tiefen, sein Blickkontakt war stetiger und kam auch bei seinen Gesprächspartnern an. Er begann über seine Fehler zu lachen.

Leider hat die Krankenkasse des Patienten die Kostenübernahme der Behandlung abgelehnt, so daß die Behandlung nicht weitergeführt werden konnte.

Ein halbes Jahr nach diesem Therapieergebnis sprach mich eine seiner ehemaligen Fachtherapeutinnen auf diese Dokumentation hin an. Sie konnte diese äußerst positive Entwicklung fast nicht glauben und bedauerte zutiefst die unverständliche Haltung der Krankenkasse.

Natürlich macht nicht jeder Patient so gute oder so schnelle Fortschritte. Viele Faktoren spielen eine Rolle. Das Wichtigste bei dieser Arbeit scheint mir jedoch die Wiederherstellung eines neuen Lebensmutes, ein Gefühl von 'Ich kann meinen Zustand verbessern, ich will aus meiner Isolierung raus, es soll keine depressive Grundstimmung mehr geben' usw. Die erfolgreiche Mitarbeit des Patienten kann erfahrungsgemäß erst erreicht werden, wenn er spürt und erlebt, daß er geordnet mitmachen kann und jeder Lernschritt erhalten bleibt, auch wenn es nur kleine Schritte sind. Dieses wiederum motiviert die ganze Familie, die Förderung des Patienten zu unterstützen.

Ich schrieb an anderer Stelle von der Überwindung der Depressionen, die ich in diesen Fällen „tiefste Traurigkeit" nennen möchte, um sie z.B. von der endogenen Depression zu unterscheiden. Dieses 'Was soll´s, früher war alles besser' ist das größte Hemmnis in der Therapie von Schädel-Hirnverletzten. Bei solchen Menschen ein zuversichtliches Wieder-Mitmachen-wollen zu erreichen, von ihnen ein Mitlachen zu gewinnen, ist für mich das vordergründigste Anliegen in einer Behandlung. Wenn mehr daraus werden kann, wollen wir dankbar sein. Aber ohne Zuversicht, ohne vom Patienten getragenes Selbstvertrauen geht es nicht. Natürlich kann es nicht mehr so werden wie vor dem Unfall, der Erkrankung. Aber es muß auch nicht so bleiben, daß es nur noch abwärts geht. Deswegen darf die Behandlungsmöglichkeit keine Frage zwischen arm und reich werden. Vielleicht überwinden sich die Verantwortlichen dazu, die Arbeit guter Therapeuten anzuerkennen und nicht nur eine bestimmte Methode. Der oben beschriebene Therapieverlauf macht erneut deutlich, wie inhuman die Praxis in manchen Bereichen unseres so sehr gepriesenen Gesundheitswesens ist.

3.16 Der Schlaganfallpatient

Vorausschicken möchte ich, daß ich hier von Patienten spreche, die einen gewissen Grad der Rehabilitation erreichen konnten und bereits wieder in ihre Familien integriert waren. Sie waren alle gut zu Fuß und konnten selbständig bzw. in Begleitung eines Angehörigen in meine Behandlung kommen.

Bei den Schlaganfallpatienten finden wir häufig eine ähnliche Grundstimmung wie bei den Schädel-Hirnverletzten vor. Obwohl sich viele von ihnen körperlich gut erholen und wieder in das gesellschaftliche Leben eingegliedert werden könnten, verharren sie in dem 'Früher-war-alles-besser-Gefühl' und befinden sich mit der Zeit in einer Isolation, die einer Hörverweigerung gleichkommt. Die seelische Lethargie und geistige Unbeweglichkeit geht bei vielen mit einem zunehmenden körperlichen Verfall einher, dem die Familienangehörigen hilflos und traurig gegenüberstehen. In diesem Stimmungszustand werden sie schließlich von den Angehörigen in die Therapien 'gebracht', obwohl die Betroffenen gerade das nicht wollen. Wegen dieser fast unüberwindlichen Hürde habe ich die Therapie mit Schlaganfallpatienten in früherer Zeit vermieden. Ich wußte einfach keinen Weg, diese Menschen auf Dauer zu ermuntern, ihre Übungsunwilligkeit zu durchbrechen, sie zu stärken in der Überzeugung, daß jeder kleinste Übungserfolg ein Schritt ins Leben ist. Das grundlegende Selbstvertrauen und das positive Lebensgefühl, das sie 'von früher' kannten, waren zerstört. Die Therapieergebnisse verliefen über lange Strecken, trotz vieler Bemühungen der Angehörigen und Therapeuten, nur in kleinsten Schritten, Besserungen zeigten sich oft nicht haltbar. Manche Patienten 'spielten' krank und kamen einfach nicht zur Behandlung, saßen nur teilnahmslos da oder verharrten in einer Art seelischer Schlafkrankheit. Die vielen Gespräche mit Kollegen und betroffenen Familienangehörigen zeigten ähnliche Ergebnisse. Gemessen an dem jeweiligen Aufwand der Zuwendung, Unterstützung, Hilfen und Hoffnungen endeten die Übungen nicht nur bei uns Therapeuten oft in Enttäuschungen und Erschöpfungen. Dazu kam mein Gefühl, den Patienten auf eine gewisse Weise bevormunden und 'unter Druck' setzen zu müssen, wenn er sich den therapeutischen Anweisungen entzog. Wir Therapeuten standen selbst unter diesem Druck, Erfolg haben zu müssen, die Hoffnung der Angehörigen und des Patienten nicht zu enttäuschen, den Kostenträgern Erfolge berichten zu müssen usw. Diese Situation war für mich und manche Kollegen oft unerträglich belastend. Nach Jahren habe ich nun endlich einen Weg gefunden, der nonverbal dem Patienten alle Energie und Kraft gibt, die er braucht, um bereit zu sein für ein Üben-wollen, um ein '*Er*-spricht-mit-mir-Gefühl' zu entwickeln, ein Wollen, sich begleiten und therapeutisch lenken zu lassen. Nachfolgend ein Beispiel: Herr B., 72 Jahre, vor seiner Erkrankung beruflich in einer leitenden Position, war nach einem Schlaganfall so weit wiederhergestellt, daß er sich weitestgehend alleine helfen konnte. Seine Grundstimmung war stark depressiv, er wollte keinen seiner alten Freunde sehen, mochte nicht mehr ausgehen und kapselte sich schließlich so weit ab, daß seine Familienangehörigen begannen, darunter zu leiden. Da er auch nicht mehr lesen konnte und damit ein weiterer Teil einer kommunikativen Beschäftigung wegfiel, befürchtete seine Familie, trotz therapeutischer Hilfe am Wohnort, eine allmähliche Verschlechterung seines Allgemeinzustandes. Mit diesen Ängsten und Nöten kamen sie in meine Sprechstunde.

Der Hörverarbeitungstest zeigte die beschriebenen auditiven Blockaden sowie einen erheblichen Drehschwindel. Herr B. bestätigte, daß er geh- und orientierungsunsicher sei und Probleme mit der Grob- und Feinmotorik habe. Seine Konzentration war gering, das Kurzzeitgedächtnis erheblich gestört und seine verbalen Äußerungen zeigten neben Wort- und Gedankenausfällen sowie Wortumschreibungen ein großes Desinteresse an therapeutischen Maßnahmen. Daß er bei meiner Therapie nichts tun müsse, befriedigte ihn so sehr, daß er in die Behandlung einwilligte.

Nach 16 Horchkurtagen ging er aufrecht und zügig, konnte sich recht flott um seine eigene Achse drehen und sprach flüssiger. Er konnte über Mißverständnisse lachen und sie richtigstellen und war zuversichtlich. Nach weiteren 30 Sitzungen à 30 Minuten berichteten seine Frau und er voller Freude und Stolz, daß er wieder, mit Lupe, Zeitung lesen könne. Es hapere noch mit dem Verständnis, aber das werde mit zunehmender Übung schon noch kommen. Er ginge wieder raus und schaue auch nach dem Garten, helfe im Haushalt und sei sogar schon Kegeln gewesen (was er 2 Stunden durchhalten konnte!). Die dritte Phase der audio-vokalen Therapie sagte der Patient ab, weil sich das Therapieergebnis gehalten habe und es ihm noch immer sehr gut ginge. (Auch dieser Verlauf ist auf Video festgehalten und dadurch nachprüfbar!)

Viele dieser Patienten sind nach ihrem Schlaganfall einseitig gelähmt und müssen ihre Hemisphärendominanz neu schulen. Oft muß die frühere Rechts- oder Linkshändigkeit umgestellt werden. Das geht natürlich wesentlich leichter, wenn man die dazu nötige Energie direkt und gezielt an die richtigen Stellen leiten kann. Da das für die Motorik zuständige Gleichgewichtsorgan (Labyrinth) im Innenohr liegt, ist es kaum verwunderlich, wenn wir dieses mit der audio-vokalen Therapie (siehe Kapitel 8.1 und 8.2 '*Weg* und *Art*') in ganz exzellenter Weise erreichen. Von dort werden die Impulse für die motorischen Abläufe in das entsprechende Hirnzentrum (Gyrus praecentralis) geleitet. Die energetische Aufladung der Kortis dient in ganz besonderer Weise der zusätzlichen Unterstützung des therapeutisch programmierten Klangwegs. In allen Fällen verbesserten sich die motorischen und artikulatorischen Unsicherheiten in kürzester Zeit. Bei allen Patienten konnte eine gelassenere, manchmal sogar gehobene Grundstimmung beobachtet werden. Die Übungswilligkeit war auf ganz natürliche Weise gewachsen und wurde auch zu Hause gezeigt. Sehr bald konnten alle Patienten auch mit schwierigeren sprachtherapeutischen Aufgaben umgehen und sie, je nach Krankheitsverlauf, befriedigend lösen. Ein von mir entwickeltes Übungsprogramm für das kombinierte audio-vokale Training mit Schlaganfallpatienten heißt 'Hören-Sprechen-Schreiben'. Es zeigt in Kombination Elemente aus der Logopädie, der Atem-Stimmbildung und Schreibübungsaufgaben. Auch dieser Übungsabschnitt wird über den Hörsimulator (Klangumwandler) gesteuert. Das Angenehme an dieser Übungsart ist, daß Patienten, die selbständig arbeiten wollen, ohne direkten Kontakt supervidiert werden können. Dadurch können sie psychisch unbelasteter üben. Die Angst vor Fehlern ist geringer. Trotzdem kann ich jeder Zeit die Hilfen geben, die der Patient gerade braucht und die er dann auch dankbar annimmt.

So lernt der Patient in einer einzigen Übungseinheit von 30 Minuten das *Erhorchen* des Wortes, das möglichst prononcierte *Nachsprechen* sowie auch das *Schreiben* des Wortes. Seine eigene Lesekontrolle übt nochmals das Hören, das laut sprechende Lesen des Wortes und das Verbessern; also hört er sich selbst ein weiteres mal und lernt das Wort in diesem Ablauf schließlich zu schreiben. So geht der Patient, ohne daß er es merkt oder es ihm langweilig wird, vier bis fünf mal mit dem gleichen Wort um, das er zudem sofort und auf dem direkten Weg in sein Innenohr geleitet bekommt. Weitere Worte oder kleine Texte folgen in gleicher Weise, je nach Sprach-, Sprech- und Gedächtnisschwierigkeit gestaffelt. Diese intensive und auf den Punkt gebrachte Hör-, Sprech- und Scheibschulung zeigt sehr schnell die ersten bleibenden Erfolge sowohl auf dem Gebiet der Merkfähigkeit und der Artikulation als auch in der Schreibmotorik. Die Auswirkungen sind ein deutlicheres Schriftbild und ein besserer Schreibfluß. Damit ist auch die Hirnregion angeschlossen, denn ohne die verbesserte Lateralisierung wären diese Ergebnisse nicht möglich.

Aber auch hier gelingt nicht jede Behandlung gleich gut, und es ist sicherlich von großer Bedeutung, daß die Patienten möglichst schnell nach dem Krankenhausaufenthalt in eine entsprechende Behandlung kommen. Mit den Hörverarbeitungsstörungen, die ich auch bei diesen Patienten und Krankheitsbildern fand, kommt nach allem, was wir nun wissen, als Basistherapie erst die Regulierung der zentralen Hörverarbeitung in Betracht, bevor eine herkömmliche sprachtherapeutische Maßnahme angezeigt ist.

Ich hoffe, daß nun auch die HNO-Ärzte und Phoniater erkennen, daß die audio-vokale Integration und Therapie ihre volle Anwendungsberechtigung erworben hat. Momentan gibt es jedenfalls nichts besseres gegen Hörverarbeitungsstörungen und für die Wiedergewinnung der geistigen, psychischen und körperlichen Fähigkeiten gerade auch dieser Patienten. Was ich selbst bei dieser Methode schätze ist, daß die Würde des Patienten in jeder Phase der Therapie gewahrt bleibt. Seine sprachliche Hilflosigkeit spielt zunächst keine Rolle. Seine Konzentration, Merkfähigkeit und Energie und die sprachliche Koordination werden solange passiv geschult, bis eine sichtbare und hörbare Verbesserung eingetreten ist. Erst dann beginnt die artikulatorische Feinarbeit, das Wiederfinden und Behalten der Worte.

4. Erworbene Schwerhörigkeiten und auditive Wahrnehmungsstörungen

Die erste Frage muß der Ursache der Schwerhörigkeit gelten. Da die Klärung dieser Frage den HNO-Ärzten obliegt, steht es mir nicht zu, hierauf diagnostisch zu antworten. Ich möchte allerdings über einige Beobachtungen aus der Praxis berichten und damit zu neuen Fragen und Betrachtungen anregen. Vorausschicken muß ich auch hier, daß meine Beobachtungen zum einen im Zusammenhang mit den Hörverarbeitungsstörungen stehen und zum anderen nur ein ganz minimaler Ausschnitt von weiteren Ursachen erworbener Schwerhörigkeiten sein können.

4.1 Trommelfellverletzungen durch Röhrchen

Seit mehreren Jahren nehmen die Mittelohrvereiterungen und -ergüsse bei Kindern zu. Im akuten Stadium dieser schmerzhaften Erkrankung ist es unbedingt nötig, für einen schnellen Abfluß des zähen Eiters zu sorgen, da es sonst zu einer Verklebung der Gehörknöchelchen, also der Mechanik im Mittelohr, kommen kann. Zudem müssen die unerträglichen Schmerzen rasch gelindert werden. Dies geschieht in fast allen Fällen durch einen Trommelfellschnitt oder die Einbringung von Röhrchen durch das Trommelfell ins Mittelohr. Nach drei, vier oder fünf solcher Eingriffe kommen manche Eltern in meine Sprechstunde und klagen über eine andauernde Fehl- oder Schwerhörigkeit ihres Kindes. „Nach dem ersten Röhrchen hat er/sie prima gehört. Aber jetzt, nach dem dritten, reagiert er/sie nur noch, wenn ich laut spreche. Er/sie kommt immer öfter von der Schule nach Hause und weiß nicht, was der Lehrer zu den Hausaufgaben gesagt hat....". Die Horchkurven dieser Kinder zeigen auf den betroffenen Trommelfellen eine Reaktionsfähigkeit im Minder- bis Schwerhörigenbereich. Da ich mit der audio-vokalen Therapie zwar die auditiven Wahrnehmungsstörungen ordnen, aber kaum eine objektive Besserung der Trommelfellkurven dieser Kinder erzielen konnte, bin ich über die bleibende Hörbehinderung zutiefst erschrocken und frage mich, ob dieses 'Röhrchenlegen' weiterhin unbesehen hingenommen werden kann und darf. Nach Aussagen der HNO-Untersuchungen war die Mechanik der Gehörknöchelchen bei den meisten Kindern nicht oder kaum beeinträchtigt. Der Erhalt der Beweglichkeit der Gehörknöchelchen ist das absolut gewünschte Ergebnis der Röhrchen-Behandlung und für den Weitertransport des Schalls, also des Hören-Könnens, von größter Bedeutung. Bei den nun vorliegenden Trommelfellschwerhörigkeiten muß jedoch gefragt werden, ob nicht genau diese Behandlungsmethode das Trommelfell bleibend verletzt und somit eine irreparable* Hörschädigung eingetreten ist. Wenn sich herausstellen sollte, daß hier ein kausaler Zusammenhang besteht, müssen unbedingt neue Wege, nicht nur zur Vermeidung der Infektbereitschaft dieser Kinder, gefunden werden. Eltern berichten mir auf meine Frage, wie es zu diesen wiederholten und schlimmen Mittelohrvereiterungen ihrer Kinder kommen konnte, daß sie ständig beim Arzt waren, sie nicht verstünden, daß 'das immer wieder kommt'. Sind die Kinder so überempfindlich geworden, weil man jedes kleine Wehwehchen mit Antibiotika behandelt und die Widerstandskräfte nicht wachsen konnten? Oder sind es nur die Umweltgifte, denen niemand entrinnen kann? Hierzu gibt Hellbrück zu bedenken: „Auch Umweltgifte, wie bestimmte Schwermetalle, Kohlenmonoxid oder Anilinfarben werden verdächtigt, ototoxische* Wirkungen zu haben. Ferner gibt es eine Reihe von Medikamenten mit ototoxischen Nebenwirkungen, wie bestimmte Antibiotika und Diuretika*".

Die Frage nach dem Immunsystem der Kinder, Mängel im Mineral- und Vitaminhaushalt, zu viel Säure im Körper, Fehlernährung, Bewegungsmangel usw. scheinen mir ebenfalls wichtige Gesichtspunkte zu sein, um dem Übel auf die Spur zu kommen. Leider werden aber genau diese Zusammenhänge bei vielen Ärzten außer Acht gelassen.

Alle mir vorgestellten Kinder hatten zentrale Hörverarbeitungsstörungen. Ob diese nun schon immer bestanden, oder eine Folge dieser Mittelohrentzündungen sind, vermag ich nicht zu beantworten. Auffällig ist jedoch, daß bei diesen Kindern in hohem Maße und dichten Folgen besonders die Luftleitungs-Irritationen, also das Fehlhören des Trommelfells, zu diagnostizieren sind! Ich sagte schon, daß es in allen Fällen kaum möglich war, die Trommelfellkurven der „Röhrchen-Kinder" durch das audio-vokale Training günstig zu beeinflussen, so daß ich vielfach zu einer Hörgeräteanpassung raten mußte. Vor einer solchen muß jedoch die auditive Wahrnehmungsstörung reguliert werden, damit die logopädischen Behandlungen und schulische Leistungen nicht wegen dieser wiederum in Frage stehen. Eine Nichtbeachtung dieser Zusatzstörung hieße, sie zu verschlimmern, denn alles was über den verbalen Bereich angeboten, verlangt und geschult werden soll, trifft auf die auditiven Wahrnehmungsstörungen und verstärkt diese möglicherweise. Im Gegensatz dazu haben die Rücksprachen mit betroffenen Eltern, Lehrern, Erziehern und Therapeuten bestätigt, daß nach der audio-vokalen Behandlung und der Wiederherstellung der auditiven Ordnung sehr viel bessere Leistungen gezeigt wurden. Die Grundstimmung der oft launischen Kinder war ausgeglichener, Selbstvertrauen, Lernmotivation und ein ausgeprägter Wunsch nach Kommunikation nahmen zu. Die Kinder sprachen artikulierter, flüssiger, konnten sich besser konzentrieren und vor allem, sie hörten hin, wenn sie angesprochen wurden. Auch die Rechtschreibung und die Handschrift hatte sich bei vielen deutlich gebessert. Das erstaunliche ist, daß sich bei manchen Kindern auch die Stimmgebung positiv veränderte. Heiserkeiten und 'Halsweh' plagten nicht mehr. Das ist auch ganz verständlich, wenn man weiß, daß die Stimmgebung nicht nur von der richtigen Hörverarbeitung, sondern auch von der Körperhaltung und Psyche abhängt.

4.2 Fehlhörigkeit durch Ohrenpfropfen

Eine ganz andere Art der erworbenen, aber zum Glück vorübergehenden Hörbehinderung, kann Ohrenschmalz sein. Liegt dieses dicht vor oder auf dem Trommelfell, so zeigt sich eine hierfür typische Zickzackform auf der entsprechenden Trommelfellkurve. Oft kommen Erwachsene in meine Sprechstunde, weil sie schlechter hören und über diffuse Druck- und Entzündungsempfindungen sowie Orientierungsprobleme und manchmal auch über Ohrgeräusche klagen. Das, was sie hören, klingt nicht mehr so, wie sie es gewohnt waren. Mütter bringen ihre Kinder aus ähnlichen Gründen, meistens aber, weil sie über mangelhafte oder verlangsamte Reaktion beim Ansprechen ihrer Kinder verärgert sind. Sobald ich die typische Zickzackform der Luftleitung sehe, schicke ich die Patienten zum HNO-Arzt. Nach der Reinigung des Ohres und des Abklingens einer möglichen Trommelfellreizung ist der alte Hörzustand meistens wieder hergestellt. Besteht jedoch der Verdacht auf Hörverarbeitungsstörungen oder wurden sie bei dem ersten Test diagnostiziert, ist nach der Ohrreinigung ein weiterer Horchtest und eine eventuelle audio-vokale Behandlung angezeigt.

4.3 Der Walkman, Fluch und Leid des Ohrs

Zeitungen und Rundfunk berichten immer häufiger über die Zunahme von Hörschäden bei Jugendlichen und vermitteln uns erschreckende Statistiken. Demnach haben ein Viertel (!) der heute sechzehn- bis vierundzwanzigjährigen jungen Leute Hörschäden. Es wurde weiterhin darauf hingewiesen, daß nach etwa 5 Jahren kontinuierlicher Disco-Besuche irreparable Hörschäden auftreten. Professor Klaus Herberhold von der Universitäts-HNO-Klinik Bonn schrieb in einem Zeitungsartikel 1995: „Viele Jugendliche haben heute ein Hörvermögen wie früher die Fünfzigjährigen. Durch weitere Belastungen im Laufe des Lebens werden sich diese Schäden noch summieren."

Auch in meiner Praxis beobachte ich diese Entwicklung. Wenn man weiß, daß unser Ohr eines der wichtigsten Sinnesorgane für das Funktionieren von Seele, Geist und Körper ist, kann man über solche Entwicklungen nicht mehr nur entsetzt sein, sondern muß endlich für einen wirksamen Schutz sorgen. Kassettenrekorder, Radios und Fernseher sollten eine verträgliche Phonzahl nicht überschreiten dürfen (mit entsprechenden Hörhilfen für fast taube Menschen). Ein Walkman kann einen Lautstärkepegel von 110 dB(A) erreichen. Das liegt weit über der akustischen Schmerzgrenze und weit über dem Grenzwert, bei dem die Berufsgenossenschaften einen Hörschutz am Arbeitsplatz vorschreiben! Diese Schallschutzgrenzen sollten auch in den Discotheken nicht überschritten werden dürfen. Tanz- und Bewegungsmusik wird jedoch so überlaut angeboten, daß 'Gespräche' nur dicht vor dem Ohr des Partners und schließlich in dieses hineingeschrien werden müssen, um eine Übermittlung des Gesagten zu gewährleisten. Die auf das Trommelfell treffenden Druckwellen sind beachtlich. Ich sehe hier einen außerordentlich wichtigen Handlungsbedarf, der nach allen Erfahrungen nur auf höchster Ebene für den Gehörschutz und damit die Gesundheit unserer Nachfolgegeneration entschieden werden kann.

Auch die Hörzellen im Innenohr reagieren auf Druckwellen. Die Schwerhörigkeit, von der hier gesprochen wird, ist eine Folge der Überbelastung der Sinneshärchen (Zilien*) in der Hörschnecke (Cochlea). Sie sind nicht in der Lage, diesen Daueransturm aus dem Walkman oder der Disco auszuhalten und gehen langsa~

Inzwischen ist hinreichend bekannt, daß in außergewöl hem Maße die obertonreiche Musik für die Beschaffung v gie im Körper unerläßlich ist. Beim Hören über Radio braucht es dazu entsprechend gut ausgerüstete technische Geräte und eine sehr ausgefeilte Aufnahmetechnik, um diesem Anspruch zu genügen. Ein Walkman kann das nicht leisten, und so wird diese wichtige Energiequelle Musik zum absoluten Dauerstreß, nicht nur für das Ohr. Die Hirnrinde wird nicht mehr aufgeladen, Rock-, Pop- und Punkmusik zielen mit ihren tiefen und hämmernden Rhythmen auf den Körper und machen den Menschen letztlich energielos. Wer einmal auf einem Rockkonzert war, besonders wenn er neben einer der Musikboxen gestanden hat, konnte erleben, daß „es einem schier die Lunge zerreißt", wie es ein Punk-Fan voller Begeisterung schilderte. Daß es ihm auch die Ohren verrissen hat, konnte er kaum begreifen, obwohl er wegen zunehmender Hör- und Orientierungsprobleme in meine Sprechstunde kam. Ob es die auditiven Wahrnehmungsstörungen, die laut Anamnese bis in seine frühe Kindheit nachzuweisen waren, dazu veranlaßten, sich immer wieder in diese Art von Austobe-Angebote zu flüchten, müßte mit ähnlichen Fällen neu untersucht und diskutiert werden. Alle Jugendlichen, die ich auf auditive Wahrnehmungsstörungen untersuchte und befragte, sagten mir fast übereinstimmend, erst wenn sie sich völlig ausgepowert hatten, empfanden sie ein Gefühl von 'Etwas-geschafft-zu-haben'. Es sieht so aus, als würden sich diese Menschen erst in diesem Ausgetobtsein körperlich wieder empfinden, obwohl der nachfolgende Arbeitstag mühselig und oft genug schlecht gelaunt beginnt, wie zugegeben wird. Sollte es nicht zu denken geben, daß man, im Gegensatz zur Discothek, nach einer durchtanzten Nacht mit Tanzkapelle fröhlich, heiter und beschwingt nach Hause geht und auch noch am nächsten Morgen positiv aufgeladen ist? Wenn wir unser Wissen über die Zusammenhänge von Ohr, Hörverarbeitung und Gesundheit vertiefen, könnten vielleicht mehr junge Menschen das Persönlichkeitsbild eines horchenden und achtsamen Menschen entwickeln.

Selbstverantwortung kann nur der übernehmen, der das Wissen um die Folgen seines Tuns erlangt hat. Das Ohr ist der Schlüssel zur Seele. Es ist das erste, voll ausgebildete Sinnesorgan und funktioniert, wie wir wissen, im 5. Schwangerschaftsmonat. Der ständige Klangterror (auch beim Arzt, in Supermärkten usw.) dient keineswegs der Beruhigung oder der Selbstbesinnung. Er lenkt ab von Wichtigem, macht unruhig und aggressiv und läßt einen Menschen nicht in sich und seiner Sache sein. Wo aber ist dann der Nutzen dieses Geplärres? Hingegen könnten besinnliche, gut ausgewählte Klänge durchaus den gewünschten angstlösenden oder kauffördernden Effekt haben. Dies ist längst bekannt, doch sieht die Ausführung in der Praxis ganz anders aus. Sollten wir das nicht ändern?

4.4 Die psychisch bedingte Altersschwerhörigkeit

Bei dieser Form der Altersschwerhörigkeit kann man immer dann von einer erworbenen Hörbeeinträchtigung sprechen, wenn es keinerlei ursprüngliche pathologische Hinweise für diese Hörstörung gibt. Hier handelt es sich um Menschen, die durch ihre depressiven Gemütszustände oder auch aus Mangel an Kommunikationsmöglichkeiten psychosomatisch verarmen und auf Grund dieser Lebensumstände eine Hörbeeinträchtigung entwickeln. Wir wissen, daß die Zilien durch unsere eigene Stimme und natürlich auch durch von außen kommende, gesunde Schallimpulse angeregt werden bzw. nur mit diesen Stimulanzien arbeitsfähig sind und bleiben. Geben wir den Zilien keine Reize mehr, dann verkümmern sie. Und dadurch kann auch die Hirnrinde nicht aufgeladen werden. Der Regelkreis Schall-Ohr-Hirnrinde-Sprechen-Singen-Ohr ist unterbrochen. Das hat zur Folge, daß ältere Menschen nicht mehr ausgehen wollen, sich dadurch nicht mehr bewegen, ihrem Körper zu wenig Sauerstoff geben, und letzlich nicht mehr im seelisch-geistigen Gleichgewicht sind. Daraus können schließlich psychosomatische Erkrankungen entstehen. Um dieses zu verhindern, sind die vielfältigen Angebote von kommunikativen Einrichtungen für alle älteren Menschen so unendlich wichtig. Nur hörend, sprechend und singend können wir gesund leben. „Ich höre, also bin ich" (J.E. Berendt).

Hier sei das Behandlungsergebnis einer 80-jährigen Frau geschildert, die in die audio-vokale Therapie kam, weil sie an einer organisch bedingten Schwerhörigkeit litt. Sie fühlte sich nach ihrer jahrzehntelangen und sehr kraftaufwendigen Aufbauarbeit in Indien und nach mehreren Todesfällen im Familien- und Freundeskreis sehr ermattet und befürchtete, krank zu werden. Ihre Arbeit in Indien müsse sie sicherlich nun endgültig aufgeben und habe sich dort von allen liebgewonnenen Menschen verabschiedet. Da sie gehört habe, daß meine Arbeit helfen könne, neue Kräfte zu gewinnen, sei sie gekommen, um sich regenerieren zu lassen. Wir machten die für diese Behandlung nötigen Voruntersuchungen. In der Anamnese kam heraus, daß sie drei Krebsoperationen gehabt hatte und immer ein kränkelndes Kind war. Der Hörverarbeitungstest ergab bei ihr keinerlei Hinweise auf irgendeine der auditiven Wahrnehmungsstörungen. Obwohl sie eine wirkliche Schwerhörigkeit hatte und ich ihr in dieser Hinsicht leider in keinster Weise helfen konnte, war sie nach drei Horchkurphasen (32 Arbeitstage) so gekräftigt, daß sie wieder nach Indien fuhr, dort weiterarbeitete und nochmalige Erkrankungen mit bedrohlichen Herzattacken überstand. Zum Zeitpunkt dieses Berichtes steht sie (mit 82 Jahren!) in einem regen Briefkontakt mit Indien und macht gelegentliche Besuche bei ihrem dortigen Lebenswerk.

Die Erfahrungen haben gezeigt, daß Menschen mit einer guten auditiven Verarbeitungsmöglichkeit ihre Schwerhörigkeit weniger belastend empfinden als jene, deren Hörverarbeitung gestört ist. Das könnte auch ein Grund dafür sein, daß manche Menschen sehr gut mit einer Hörhilfe auskommen und andere sie als irritierend und belastend empfinden. Letztere werden die gut gemeinten Angebote zum Kaffeekränzchen ablehnen, weil es ihnen zu mühsam ist, neben der Schwerhörigkeit auch noch das richtungsweisende Hören, den Drehschwindel oder das mangelnde Sprachverständnis zu bewältigen. Sie fühlen sich in den Gesprächsrunden ausgeschlossen, angestrengt und letztlich deprimiert. Nach der Regulierung der Hörverarbeitungsstörungen sind viele dieser alten Menschen wie ausgewechselt. Manche beginnen wieder zu reisen, andere sprechen davon, daß die hygienischen Probleme (Harninkontinenz) verschwunden seien und sie sich dadurch sicherer fühlten, daß sie wieder zuhören könnten, wenn mehrere Leute gleichzeitig sprächen oder bei Diskussionen nicht mehr 'den Faden verlören'. Immer war eine gestrafftere Körperhaltung zu beobachten, die Gangart war flotter, die Bewegungsmuster waren gezielter. Manche korpulentere Personen sagten, daß sie länger sitzen könnten und nicht mehr so sehr unter der Luftnot litten. Andere, daß sie wieder ohne Schwindelangst hin und her schauten und im Straßenverkehr nicht mehr so unsicher seien. Damit wäre auch die überhöhte Unfallgefahr z.B. durch Stolpern gebannt. Auf den Hörkurven konnte ich nach der Therapie leider keine gravierenden Verbesserungen der Hörfähigkeit feststellen. Es zeigten sich aber Veränderungen in der Reaktion (Latenzzeit) und in der Wahrnehmung. Jeder, der die Freude dieser Menschen über diese – wirklich nur kleinen – Veränderungen erlebt, kann ermessen, wie berechtigt in diesem Sinne von einer verbesserten Vitalität und Kreativität und dadurch von Lebensqualität gesprochen werden kann. Besonders hervorgehoben wird von vielen Patienten das Nachlassen des Drehschwindels und die Angst vor Stürzen. Wer bedenkt, was ein solcher Unfall für den Patienten, die Familien und Kostenträger nach sich zieht, sollte sich fragen, ob nicht gerade die beschriebenen Ergebnisse dazu berechtigen, die audio-vokale Therapie kostentragend zu unterstützen.

5. Horchend und malend auf dem Weg zum Ursprung des Ichs

1. Beispiel: „Ich könnte weinen vor Glück" – Eine Klangwelt öffnet die Seele

Gehen wir einmal davon aus, daß eine Mutter dem in ihr heranreifenden Kind alle Liebe und Hinwendung gibt, sie für dieses singt, mit ihm spricht, es streichelt – und mit zunehmender Unruhe und Sorge auf die 'Antworten' ihres Kindes horcht und wartet. Aber aus irgend einem unerfindlichen Grund zeigt es keine Reaktionen. Warum es sich nicht stimulieren läßt, wissen wir zu diesem Zeitpunkt noch nicht. Ob es das leise Sprechen und Singen aus all dem Rauschen, Tönen, Blubbern und Klopfen nicht richtig heraushören kann? Die fachärztlichen Untersuchungen gaben in vielen Fällen keinen Anlaß zur Sorge. Die Mütter gaben mir auf die Frage nach der Reaktion ihres Kindes die Antwort: „Es war still. Ich konnte nie richtig herausfinden, ob es meine Zuwendung merkt. Es war da und wuchs, aber gespürt habe ich es eigentlich nicht. Manchmal hatte ich Angst, es sei gestorben ...". Besonders die Mütter, die zu vorausgegangenen Schwangerschaften Vergleiche ziehen konnten, waren stark beunruhigt über die ausbleibenden Reaktionen.

Nach allem, was wir heute wissen, müssen wir davon ausgehen, daß bei diesen Kindern schon zu diesem frühen Zeitpunkt eine Art Informationsmangel im Sinne von Nicht-aufnehmen- oder Nicht-verarbeiten-können vorlag. Es ist zu befürchten, daß bei einem reaktionsarmen Kind die Reifung der entsprechenden Gehirnregionen ebenfalls schon in dieser frühen, intrauterinen Entwicklungsphase beeinträchtigt ist. Entsprechende Untersuchungen weisen immer deutlicher darauf hin, daß das Wachsen des gesunden Urvertrauens und damit die Harmonisierung von Seele, Geist und Körper mit der pränatalen stimmlichen und taktilen* Zuwendung der Mutter zusammenhängen. Psychologen und Analytiker versuchen bei späteren psychischen Störungen mit Worten zu erfragen, was den Menschen in seine seelische Not gebracht hat. Wäre es aber stattdessen nicht besser, ihn zunächst einmal nonverbal in seine vorsprachliche Klangerlebniswelt zurückzuführen? Diese hat er womöglich noch gar nicht richtig wahrnehmen und erleben können. Die vielfältigen Erfahrungen von Musik- und Klangtherapeuten bestätigen:

Über Klänge lassen sich auch jene Emotionen und Erinnerungen freisetzen, die Hinweise auf seelisch bedingte Entwicklungsstörungen geben. Mit diesen Anhaltspunkten kann der verbale Weg zur Aufarbeitung seelischer Probleme eingeleitet werden.

Die Rückführung in das intrauterine Hörerlebnis ist für viele Menschen der Start in ein neues Leben. Losgelöst von Anforderungen und Erwartungen, ganz in das eigene, zunächst 'verlorene' Spiel, in den Umgang mit Farben und Formen versunken, wird der Hörer die Klänge noch einmal erleben, die er aus seiner vorgeburtlichen Lebenszeit ahnend erkennt. Er wird die Stimme seiner Mutter aus den Anfängen seines Werdens hören, sich neu auf diese einstellen lernen und nacherleben können, was ausgespart war. Allmählich werden Erinnerungen wach, die neue Strukturen in seinem Ich anbahnen können. Über diesen Weg öffnen sich ganz allmählich auch seine Ohren für die Klänge von innen nach außen. Ein zaghaftes Horchen auf das Lachen der anderen kann ein verhaltener Wunsch des Mitmachen-wollens sein. Die Freude über das Mitmachen-dürfen und endlich das „Ich-gehöre-dazu-Gefühl" beginnt so zu wachsen. Erst dann wird die Seele bereit sein, den Anforderungen von Familie, Kindergarten, Gruppe, Therapeuten, Schule und Beruf zu folgen. „Ich könnte weinen vor Glück" ist der Ausruf eines 16jährigen Mädchens, das sich lange Zeit in einem sehr engmaschigen Käfig gezeichnet hatte und das sich endlich selbst annehmen konnte.

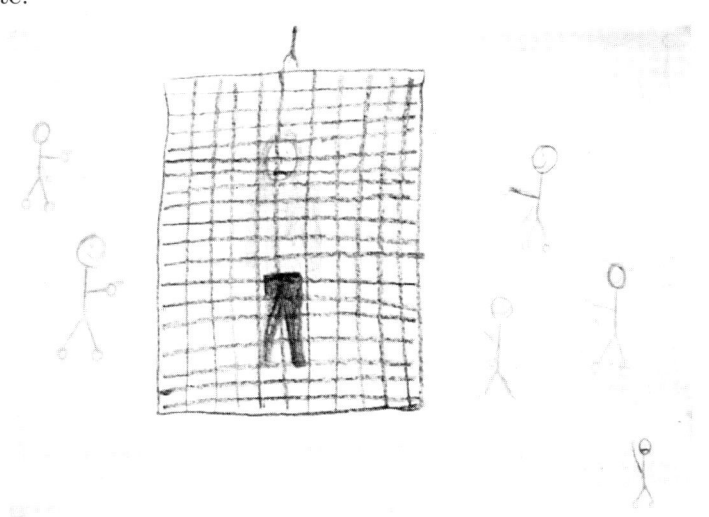

In den darauffolgenden Tagen trug sie statt grauer und schwarzer Farben nun leuchtende, hatte sich leicht geschminkt und ihre sonst ungepflegten und zottigen Haare zu einer hübschen, ihr passenden Frisur geordnet. Ihr äußerliches Persönlichkeitsbild entsprach nun ihrem neuen Gefühl von Selbstvertrauen und Freude über ihr 'Erwachsen-werden'.

2. Beispiel: „Es wummert immerzu in mir"

Ein 9jähriger Junge mit großen, schreckhaften Ängsten, der jede Annäherung abwehrte, zeigte auf seinem Hörbild eine sehr bedenkliche Hörverweigerung im Körper- und Sprachbereich, die bei +40 dB* lag, sowie eine massiv geschlossene, auditive Blockade auf beiden Ohren. „Es wummert immerzu in mir. Ich weiß nicht, ob ich *davor* Angst habe oder erst, *wenn* ich Angst habe", sagte er mir eines Tages und ich bat ihn, dieses Gefühl zu malen. Lange passierte nichts, was mir einen Hinweis auf den Ursprung seiner Schreckhaftigkeit gegeben hätte. Erst als er längere Zeit im intrauterinen Klangmilieu war, malte er wiederholt eine Art Bomben, die zunächst auf ein winziges, später größer werdendes Gebilde in der Mitte zustießen. Die Befragung der Mutter ergab, daß sie ständig und auch bis kurz vor der Geburt des Kindes von ihrem Mann „genommen" wurde. Er sei besonders in diesen Situationen sehr laut und oft sehr grob gewesen. Sie habe Angst gehabt vor ihm und wegen des Kindes, habe sich oft gewehrt, sei aber schließlich hilflos gewesen. Auch nach der Geburt des Kindes habe sie oft erlebt, daß das Kind zu schreien begann, wenn der Vater bei der Mutter war. (Ein Jahr nach der Geburt des Kindes trennte sie sich von ihm). Sie erzählte, daß das Kind von Anfang an äußerst schreckhaft gewesen und es bis heute geblieben sei. Deswegen sei sie auch zu mir gekommen. Ich ließ den Jungen seine Bilder nachspielen und dadurch selbst interpretieren. So begann er, allmählich Verständnis für seine Ängste zu finden und konnte sie mit der Zeit abbauen.

Die Bedrängnis des Fötus und die Rücksichtslosigkeit des Vaters, die schmerzhaften Schreie und die Abwehrhaltung der Mutter hatten ihm eine anschließende neunjährige, tägliche Angst beschert, die sein Urvertrauen zutiefst erschütterten und sein Selbstvertrauen immer wieder untergruben. Er wurde ein fröhlicher Junge, machte in der Schule Fortschritte und konnte sein Leben mitgestalten und mitbestimmen. Er hat die Beschäftigung mit Farben und Formen beibehalten. „Wenn es nicht mehr weitergeht, dann male ich eben einfach. Vielleicht weiß ich dann wieder, warum." sagte er bei unserem Abschied zu mir. „Ein schöpferischer Mensch hat bessere Möglichkeiten, innere Bedürfnisse aufzuspüren und gestaltend zu bewältigen als ein Mensch, der niemals gelernt hat, nach innen zu schauen........ (Das Malen) wird in tiefem Ernst und meditativer Disziplin verfolgt. Es ist also recht 'Ichnah'. Es erlaubt – und lehrt – Rückgriffe im Dienste des Ichs. Der Malende schöpft aus der ihm zur Verfügung stehenden Gestaltsprache, die in sehr frühen Erfahrungen verankert ist" (Bachmann).

3. Beispiel: „Es splittert, kracht und schmerzt in mir"

Eine Frau, Kunstmalerin, klagte über „stechende Schmerzen" im Unterleib und „splitternde Geräusche" im Ohr. Sie fühle sich dadurch in ihrer Kreativität gestört und brauche oft viel zu viel Kraft, um die einfachsten Dinge zu regeln. Der audiometrische Hörverarbeitungstest deutete an, daß ihre Probleme schon intrauterin erworben waren. Daraufhin entschloß sie sich, nach den Ursachen zu suchen und begann in der audio-vokalen Therapie sofort mit bildhaften Darstellungen. Unter anderem malte sie unter der Einwirkung der pränatalen Klänge immer wieder zerbrochene Glasscheiben und ein Bild, dessen Splitter durch eine Schneckenform (Innenohr (!)) stachen.

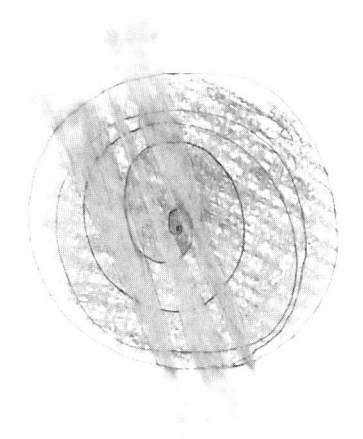

Plötzlich erinnerte sie sich, daß ihre Mutter erzählt hatte, sie sei im Krieg mitten in einem Fliegeralarm geboren worden. Alle Schwestern und Ärzte seien weggerannt, und im Moment ihres Austritts aus dem Geburtskanal seien die Fensterscheiben geborsten. Sie sei von Splittern und den Schreien der Mutter eingehüllt gewesen. Während sie dieses erzählte, wurde ihre Stimme immer 'spitzer' und fremder. Nach dieser Erinnerung ließen die Splittergeräusche in ihrem Ohr langsam nach, und sie begann, sich mit der Erinnerung an die Zeit vor der Geburt zu beschäftigen, „weil da noch so viele Schmerzen herkommen". Nach mehreren Versuchen gewannen die „stechenden Schmerzen im Unterleib" Ausdruck in einem Bild, das lauter spitze Pfeile zeigte, die auf einen in der Mitte eines Kreises liegenden Embryo gerichtet waren. Sie betrachtete das Bild und erkannte plötzlich, daß sie das Erlebnis ihrer mißglücklichen Abtreibung gemalt hatte, die ihre Mutter versucht hatte.

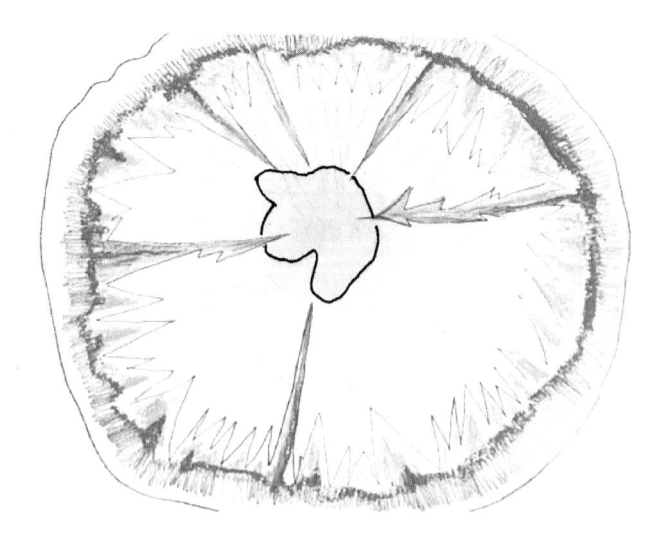

Sie mußte also mit aller Deutlichkeit hinnehmen, daß sie ein ungewolltes Kind war. Jetzt konnte sie sich an viele ablehnende Reaktionen der Mutter erinnern und es wurde ihr bewußt, wie sehr sie immer noch unter einer bedrückenden Verlustangst litt. Ihre Enttäuschungen und ihr Leid verursachten einen spontanen Atemblock mit krampfartigen Leibschmerzen, denen ich mit einer sofortigen Atemmassage begegnete. An einem der folgenden Tage sagte sie recht trocken, aber auch mit einem kleinen Schuß Glücklichsein: „Ich muß doch wohl sehr stark gewesen sein, daß ich all das überlebt habe". Das war der Durchbruch zu einem kraftvollen Ich-Gefühl. Auf der Suche nach den Zusammenhängen bestätigte ihr später eine Großtante, daß die Mutter kein Kind haben wollte, oft weg lief und daß sie sie, mitten in den Kriegswirren, immer wieder einem sehr jungen Kindermädchen überlassen hatte.

Durch das Wiedererleben der intrauterinen Klänge wurde die Patientin in eine Art Wachtraum versetzt. In diesem Zustand der herabgesetzten Widerstandskraft und Bewußtseinskontrolle konnte sie endlich den Kern ihrer körperlichen Schmerzen finden und sie 'ins rechte Licht rücken'. In diesem Falle bedeutete das, mit einer Prägung von tiefstem Ablehnungsschmerz fertig zu werden. Dieser drückte sich gegen Ende der audio-vokalen Therapie nochmals ganz deutlich in nebenstehendem Verletzungsbild aus.

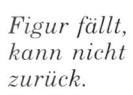

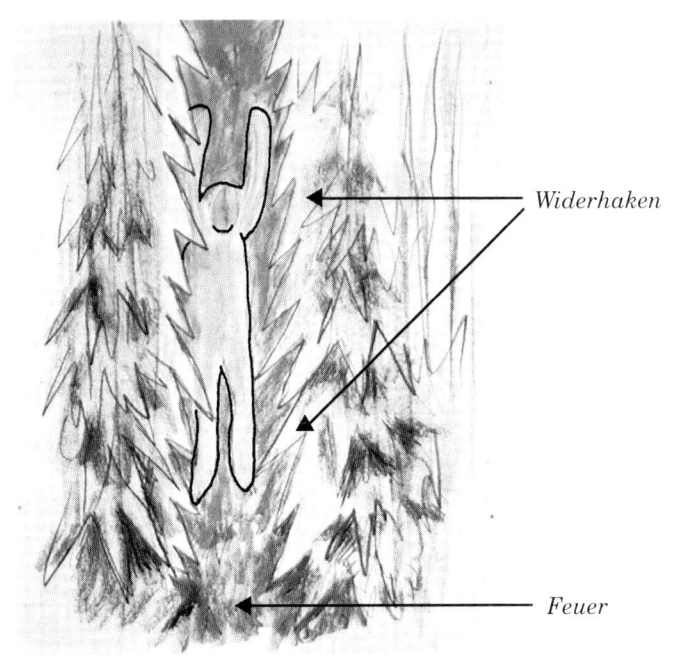

Figur fällt, kann nicht zurück.

Widerhaken

Feuer

Einige Zeit nach der Behandlung begann sie mit der Organisation sehr außergewöhnlicher Ausstellungen eigener und anderer künstlerischer Werke.

4. Beispiel: „Ich konnte nicht raus"

Eine andere Frau, die sich nie entscheiden konnte, trotz ihrer geistigen Fähigkeiten total abhängig war – früher von ihrer Mutter, dann von ihrem Mann –, viele psychologische Gespräche hinter sich hatte, ohne daß ihre Erstickungsängste nachgelassen hätten, malte eines Tages ein eingeklemmtes Wesen. Sie gab das Bild ab ohne eine Reaktion, schien nicht gemerkt zu haben, was es ihr sagen könnte. Ich gab es ihr am nächsten Tag zurück und bat sie, es genau zu betrachten. Erst konnte sie wieder nichts damit anfangen. Dann wurde sie aufgeregt, bekam Atembeklemmungen, schwitzte und sagte: „Das ist es! Ich konnte nicht raus und habe nie gelernt, mich freizuboxen". (Nach Rücksprache mit der Mutter bestätigte diese, daß sie damals mit einem Notkaiserschnitt geholt werden mußte, nachdem Sie im Geburtskanal stecken geblieben war).

Auch hier war auf den anschließenden audiometrischen Kurven eine deutliche Besserung im Vergleich zu den vorher gemachten Horchtests zu sehen. Die auditive Blockade öffnete sich, im Sprachbereich zeigten sich starke Tendenzen, hinhören zu wollen und eine beginnende Harmonisierung (die sich auch auf ihr Kind übertrug, für das sie ursprünglich Hilfe gesucht hatte).

5. Beispiel: Ein Zwilling sucht seinen Zwilling

Eine Frau kam mit ihrem Kind, wollte aber auch ihre eigene Hörverarbeitung abklären lassen – und fand ihren ganzen persönlichen Jammer bestätigt, den sie aber nicht in Worte fassen konnte. Sie sprach nur immer wieder von einem innerlichen Verlassensein. Worauf dieses begründet war, vermittelte uns zunächst weder die Anamnese noch die ersten zwei audio-vokalen Sitzungsphasen. Es schien, als würde bei ihr nichts 'anschlagen'. Dann malte sie eines Tages eine große, schöne Qualle auf die rechte Seite des Blattes und ließ die linke Seite weiß, also ohne 'Wasser'. Erstaunt sagte sie: „Ich weiß nicht. Bin ich die Qualle, gehe ich in die leere Seite oder aus dem Blatt heraus oder bin ich die leere Hälfte?". Wir ließen es unkommentiert so stehen. Zwei Tage später malte sie ein rot-lila Gewirke, in dem sich in der Mitte zwei winzig kleine Embryonen befanden, der eine gefüllt, der andere ungefüllt (was lebend und tot entspricht).

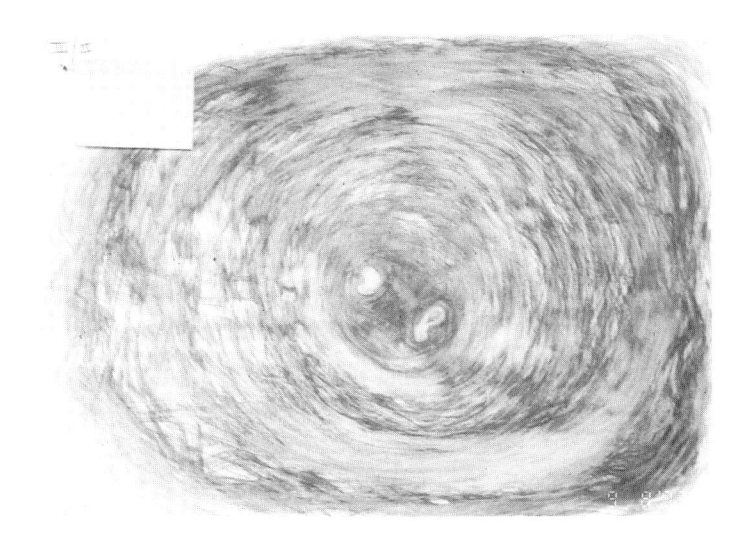

Sie gab das Blatt ohne Reaktion ab. Ich sprach sie nicht auf das an, was ich spontan sah. Am nächsten Tag malte sie ein ganz ähnliches Bild, die Gebilde (Embryonen) waren aber größer.

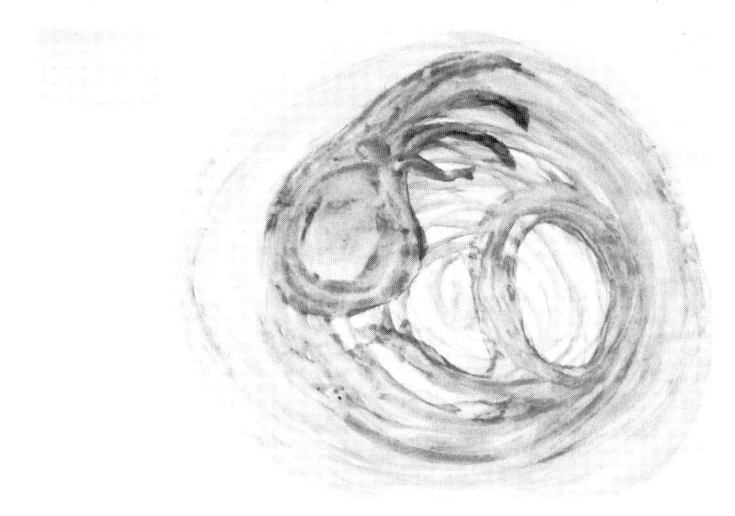

Wieder die gleiche Reaktion von Nicht-Bemerken bei ihr. Ich ließ es wieder dabei. Dann, zwei Tage später, stürzte sie mit einem ungeheuer schmerzhaften Schrei aus dem Therapiezimmer, streckte mir zitternd und sich kaum auf den Beinen haltend ein Blatt hin, auf dem ich zwei in Gelb gemalte Embryonen fand, eines wieder ausgefüllt und das andere leer.

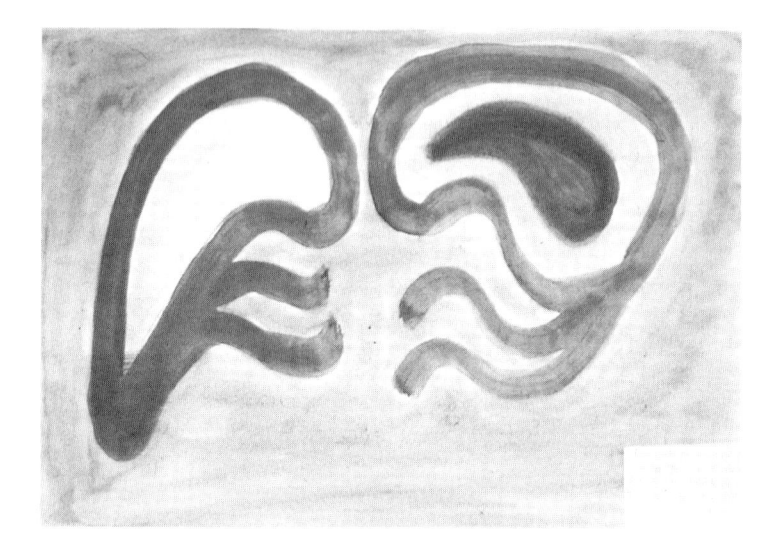

Nachdem sie sich beruhigt hatte, fragte sie mich, immer noch zitternd, aber doch gefaßt; „Was ist das?" Ich gab ihr die anderen Zeichnungen und sagte ihr, daß ich glaube, daß sie ein Zwilling war und ihr Geschwisterchen noch im Bauch gestorben sei. In einem langen Gespräch erfuhr ich nun ihre ganze Geschichte: In ihrem Heimatland darf man sich nicht scheiden lassen. Weil sie dreimal geheiratet hatte, wurde sie von den Eltern aus der Familie ausgestoßen. „Aber ich konnte ihnen nicht erklären, daß es nie stimmte, ich immer nach etwas ganz Bestimmtem suchte und doch nicht wußte, was es war. Auch mein jetziger Mann und das Kind können mich nicht halten. Irgend etwas ist verloren und ich muß es finden." Sie weinte bitterlich und fühlte sich zutiefst verlassen. Das Wochenende darauf wandte sie sich mit entsprechenden Fragen an ihre Mutter, Schwester und Tante. Die Mutter verstieß sie auf ihre Frage zu der damaligen Schwangerschaft aufs neue, die ältere Schwester erinnerte sich, daß die Mutter damals sehr krank gewesen sei, und die Tante erzählte schließlich, warum. Die Mutter mußte damals wegen großer Komplikationen in die Klinik. Es sei auf Leben und Tod gegangen. Sie könne aber nur vermuten, daß sie Zwillinge gewesen seien und das Geschwisterchen tot geboren wurde.

Etwa vier Wochen nach Beendigung der Therapie rief mich ihr Mann an und fragte, was wir gemacht hätten. Mutter und Kind seien in einer schon beängstigend glücklichen Stimmung und das Kind gedeihe zusehends.

6. Beispiel: Ein Zwilling befreit sich von seinem Zwilling

Immer wieder 'Erstickungsbilder' und -zustände, große Ängste, Alpträume. So saß die Patientin vor mir. Auf dem Hörverarbeitungstest Horchentzüge, Depressionen, Raumorientierungsblockaden und Irritationen. Aber wo kam das alles her? Eine frühere psychoanalytische Behandlung ergab keine Hinweise und brachte dadurch auch keine Erleichterung. Psychopharmaka versetzten die Patientin in Zustände, die ihr nicht bekamen. Also nahm sie diese Medikamente nicht mehr – und hatte wieder die alten Ängste. Plötzlich, wir glaubten kaum noch einen Weg zu finden, malte sie in der intrauterinen Phase einen Kloß auf einem Kloß, der angedeutete Arme um den darunterliegenden schlang. Sie kommentierte spontan: „Dieser Kloß sitzt schon immer auf mir drauf. Er hat einen Arm um meinen Körper geschlungen, als wollte er mich erdrücken." Anhand der Farben, die sie gewählt hatte, und der Musik, die wir eingegeben hatten, stellte sie einen intrauterinen Bezug her und dann die Frage, ob da noch jemand mit ihr „da drin" gewesen war. Ich bat sie, ihre Mutter zu fragen. Zum Glück mochten sich beide gerne und konnten über alles reden. Die Mutter sagte ihr, daß die Tochter ein Zwilling gewesen sei, man ihr das aber nie gesagt hätte, um sie nicht zu bekümmern. Der Zwilling habe nicht überlebt und sei kurz vor der Geburt gestorben. Deshalb sei auch damals die Geburt frühzeitig eingeleitet worden.

Mit der Bestätigung, daß ihre psychosomatischen Zustände keine Spinnerei waren, sondern auf reellen Erlebnissen beruhten, faßte sie gegen Ende der Horchkur zusammen: „Dieses Kind hat sich wahrscheinlich aus purer Angst derart an mich geheftet, daß ich selber fast erstickt wäre. Nun weiß ich es und kann um meine andere Hälfte trauern. Seitdem habe ich ein ganz anderes Gefühl und alle früheren Ängste sind weg." Kurz bevor sie beruflich ins Ausland ging, telefonierten wir nochmals. Ihre Stimme klang hell, frei, voller Energie und Zuversicht – obwohl das, was sie vor sich hatte, alles andere als leicht für sie sein würde.

Durch meine entsprechenden Ausführungen auf Kongressen und Fortbildungsveranstaltungen über den Zusammenhang von intrauterinem Hören und nonverbaler Rückführung in früheste Erinnerungen verstehen auch Fachkollegen und Ärzte besser, daß es eine Zeit gibt, die zunächst nicht mit Worten ausgefüllt werden kann, weil es zu dieser Zeit des prä-, peri- und postnatalen Lebens noch keine Sprache gibt. Das Gehirn nimmt in diesen Lebensabschnitten Klänge und Empfindungen auf, die sich in einer späteren Aufarbeitung zunächst in Farben und Formen äußern können, umso mehr, wenn die dazu passenden Klänge angeboten werden. Wie oben ausgeführt, ist erst dann, mit der Bildbetrachtung und dem Rückerinnern, eine verbale Beschreibung des Erlebten möglich. Diese nonverbale Phase in der audio-vokalen Integration und Therapie wird die 'intrauterine Phase' genannt. Sie hat zum Ziel, die frühesten Höreindrücke bewußt zu machen. Die Hörverarbeitungstests bestätigen die grundlegende Bewußtwerdung und Verarbeitung psychosomatischer Blockaden deutlich. (Ich lasse – wegen der objektiven Überprüfung – die Abschlußtests oft von einer Mitarbeiterin anfertigen, die nichts über die Auswertung weiß. Sie schreibt auf, was die Patienten empfinden. Das Ergebnis kann ich mit dem Hörbild vergleichen und somit eine Manipulation im Sinne von 'Schönreden' ausschließen.)

6. Mit dem eigenen Ohr an der eigenen Stimme

6.1 Die audio-vokale Selbstkontrolle

Die wiedererlangte Wahrnehmungsfähigkeit und auditive Ordnung ermöglichen das Sprechtraining im Sprachlabor. Der Hörsimulator wird so eingestellt, daß die Latenzzeit der gesprochenen Sprache oder auch des Gesangs der jeweiligen ethnischen Hör- und Sprachkurve entspricht. Das heißt: Wird deutsch gesprochen, so wird die deutsche Latenzzeit eingestellt, bei französisch die französische, wird gesungen, die des gregorianischen Gesangs usw. Das Ohr des 'Schülers' kann sich damit in die/den entsprechende(n) Sprache oder den Gesang einhören und die Eigentümlichkeiten der jeweiligen Melodie, Rhythmus und Betonung ganzkörperlich erfahren. Durch die Rückkopplung des eigenen Hörens (audio-vokale Selbstkontrolle) wird die kinästhetische* Konzentration zunächst auf die Artikulation gerichtet. Die Aufmerksamkeit auf die eigene Stimme, Sprech-, Singe- und Atemweise sowie Körperhaltung wird zu einem grundlegend neuen Erlebnis. Erst jetzt kann die wirkliche Korrektur in den Einzelbereichen erfolgen. Das rechte Ohr wird weiterhin und ganz besonders in dieser Trainingsphase als Kontrollohr geschult.

Als Lehrerin der Schule Schlaffhorst und Andersen setze ich selbstverständlich auch bei diesen Übungen ganz bewußt die Erfahrungen der Atem-, Sprech- und Stimmarbeit ein und mache auf die Zusammenhänge aufmerksam. In anderen Übungsbereichen kommen die entsprechenden logopädischen Maßnahmen und/oder Elemente aus der Bobathbehandlung zum Tragen. Ziel dieser Arbeit ist es, dem Lernenden sein eigenes Sprechen und Singen in bezug zu seinem Körper bewußt zu machen und ihn mit verläßlichen regenerativen Übungsmustern auszustatten. Erst damit wird er seinen täglichen Anforderungen standhalten können. Er lernt zu fühlen, wie seine Lunge weit bleibt, die Schwingungen auf sein Brustbein treffen, die Wirbelsäule entlang gehen und das Zwerchfell die Spannung hält, wenn er z. B. ein WWWWW erarbeitet, aus welchen Elementen der Sprach-, Stimm- und Artikulationsspannungen das Wort 'Luft' (LuffffffffffThhh) besteht oder im Gegensatz dazu das Wort 'Wut' (WwwuuThhh) und wie bei diesen Worten der Nachhauch (Öffnung des Ansatzrohres und Lösung der gesamten, am

Sprechen beteiligten Muskulatur) gebildet wird. So kann die Bedeutung der Sprache ganzkörperlich immer besser erfaßt und vertieft werden. Der 'Schüler' lernt immer besser, wie eingehüllt und gut er sich in seiner eigenen Ausdrucksweise fühlen kann, wie gut es ihm tut, wenn er das erstemal in seinem Leben tönt, seinen ganzen Körper mit einem weichen und warmen Luftstrom zum Schwingen bringt, sein Summen ein Heilsingen, sein Sprechen zu seiner ganz persönlichen Aussage wird. Einer der beglückendsten Momente in meiner Arbeit ist es, wenn ich erlebe, daß ein Mensch das erstemal im Leben ohne Angst spricht, die Bedeutung seiner eigenen Gedanken und Gefühle ohne Hemmung vermittelt, mit Begeisterung singt, ohne dieses jemals zuvor getan zu haben ('weil meine Mutter auch nie sang' – und deren Mutter wahrscheinlich auch nie). Dieses Erlebnis erfahren auch die Betroffenen mit großem Staunen und tiefer Freude. Sprache und Ausdruck bleiben von nun an als Stimmungsbarometer mit dem Ich dieses Menschen verbunden. Mit dem eigenen, wachen Ohr an der eigenen Stimme und Sprache zu sein heißt: „Ich bin jetzt und hier und mit all meinen Sinnen bereit zum Horchen und Kommunizieren".

6.2 Die harmonisierende Wirkung des Gregorianischen[3] Gesangs

Vor einigen Jahren las ich, daß es eine Zeit gab, da Mönche in mehreren Klöstern unter schweren Depressionen litten und psychosomatisch betreut werden mußten. Man ging der Ursache nach und fand heraus, daß man den Mönchen in diesen Klöstern verboten hatte zu singen. Die Anordnungen lauteten statt dessen, mehr in die Stille zu gehen und leise zu beten. Das Singen wurde für 'Zeitverschwendung' gehalten. Nach Wiedereinführung der Gesänge gesundeten die Mönche erstaunlich schnell. Auf der Suche nach diesem Phänomen fand man heraus, daß der Gregorianische Gesang eine harmonisierende Wirkung auf den Körper hatte. Atmung und Herzschlag des Menschen wurden in einen Gleichklang gebracht. Man nahm an, daß die erstaunlich schnelle Heilung und das Loslösen aus Angst und depressiven Zuständen unter anderem mit dieser Art des Gesanges zusammenhingen. Heute wissen wir, daß auch

---

[3] Der heute noch praktizierte einstimmige liturgische Gesang in lateinischer Sprache in der kath. Kirche wird nach Papst Gregor I. (540-604 n. Chr.) auch 'Gregorianischer Choral' genannt. Papst Gregor I. führte im VI. Jahrhundert eine Reform der unterschiedlichen Liturgien durch.

die energetische Aufladung der Hirnrinde ein wichtiger Faktor in der psychosomatischen Heilung ist.

Die Erkenntnis wird seither als grundlegende Hilfe in der Audio-Psycho-Phonologie und audio-vokalen Integration und Therapie eingesetzt. In einem der vorangegangenen Abschnitte wurde über die Angstblockaden gesprochen. Da man in den nonverbal ablaufenden Horchkurphasen immer damit rechnen muß, daß alte und tiefe Ängste an die Oberfläche gebracht werden, ist die Einspielung von Gregorianischen Gesängen eine große Hilfe für den Patienten. Mit ihrer psychosomatisch ausgleichenden Wirkung können auftretende Angstzustände und deren Begleiterscheinungen, wie z.b. Schweißausbrüche, Hitzewellen, Atembeschwerden u.ä., gemildert oder auch vermieden werden. Aus den Hörverarbeitungstests sieht man nach einer gewissen Zeit, daß sich die Angstblockaden verringern oder ganz verschwinden. Das subjektive Empfinden des Hörenden bestätigt die objektiven Horchtestergebnisse durch Aussagen wie: „Ich fühle mich auf der Autobahn seit kurzer Zeit völlig ruhig und sicher und finde auch sofort die richtige Ausfahrt", oder „Ich habe meinen täglichen Kram gut bewältigt und schlafe auch besser. Ich habe keine Angst mehr, etwas vergessen zu haben." Manche Kinder sagen: „Es macht mir nichts mehr aus, im Dunkeln zu schlafen." Die neu gewonnene Sicherheit kann von nun an gelebt werden. Hektische Überreaktionen der Atmung weichen einem Gleichmaß und horchender Gelassenheit. In nur ganz wenigen Fällen mögen die Menschen diese Musik nicht. Einmal, weil sie sich an zurückliegende Situationen erinnern, die unangenehm waren, oder, weil sie diese kirchlichen Choräle aus religiösen Gründen ablehnen. Letzteres muß selbstverständlich respektiert werden – was allerdings die Behandlung eindeutig verlängert und erschwert.

Es gibt aber noch einen anderen Gesichtspunkt, der das Einüben dieser Gesänge psychosomatisch wichtig macht. Die 'Tonschleifen' haben eine bestimmte Länge und liegen in einem angenehmen stimmlichen Umfang. Ersteres hat den Effekt, daß die Lunge durch das langsame Ausströmen der in Ton verwandelten Luft lange in ihrer Weite bleibt. Eine 'weite Lunge' (Arbeitsbegriff von Schlaffhorst und Andersen) kann sich kaum zum Weinen zusammenziehen. Wir alle kennen dieses Gefühl der zusammengepreßten Lunge nach längerem Weinen und das anschließende mehrmalige Schluchzen, bis man sich wieder stabilisiert hat. Ich empfehle daher meinen Patienten, bei Verzagtheiten, unbestimmbarer Traurigkeit, Erschöpfung usw. so lange zu tönen, bis ein Gefühl von neuer Kraft entstanden ist. Nach jeder tönenden und damit verlängerten Ausatmung erfolgt immer eine vertiefte Einatmung. Damit vermehren wir ganz automatisch unseren Sauerstoffgehalt im Blut. Dieses wiederum wirkt auf die Hirnrinde, wie wir wissen, und hat mehr Vitalität zur Folge. Wir tragen unsere eigene Medizin gegen Unlust und Erschöpfung also immer mit uns herum und brauchen sie nur einzusetzen.

Zunächst fällt es fast jedem Übenden schwer, die ungewohnten Tongebilde nachzusingen. Sind aber die ersten Hürden überwunden, wächst die Neugierde auf die im Körper stattfindenden Ereignisse der Ruhe, Ausgeglichenheit und Freude. Viele Patienten berichten mir noch Wochen nach der Therapie, daß sie dieses 'Heilsummen und -singen' immer noch einsetzen, sobald es ihnen in irgend einer Weise schlecht geht. Damit ist ein weiteres Ziel dieser Behandlung erreicht: die Schulung der Selbstheilungskräfte des Menschen.

7. Das Ohr ist nicht nur Hörorgan

Unser Ohr ist das Tor zur Welt. Es gehört zum Geheimnisvollsten, was die Natur hervorgebracht hat. Als Pforte zum menschlichen Bewußtsein unterscheidet es uns von den Tieren durch die Gehirnrinde, die das Stammhirn umgibt. Mit der Umwandlung von Schallwellen in chemisch-physikalische Informationen, die wir hörend, singend und sprechend erzeugen, ist es der Schlüssel zum Menschen schlechthin. Es hat die Funktion, unser Gehirn mit Energie zu versorgen, ähnlich wie ein Dynamo, der die Batterie eines Autos auflädt. Etwa 90% der akustischen Energiezufuhr zur Großhirnrinde wird über das Ohr, in ganz besonderem Maße durch hohe Obertöne, erzeugt. Diese werden im Innenohr aufgenommen, umgewandelt und weitergeleitet. Der Rest der energetischen Auflading wird durch Sauerstoff und Zucker gewährleistet. Diese Energie brauchen wir für unser Bewußtsein, die Denk- und Merkfähigkeit, zur Konzentration, Vitalität und Kreativität sowie zur Harmonisierung unseres Biosystems, also für unser Gesamtwohlbefinden. Diese Energie kann der Körper durch keinen Stoffwechsel gewinnen. Jeder Mensch müßte demnach ca. 4-6 Stunden am Tag tönen, singen, sprechen oder obertonreiche Musik hören, um gesund und energiegeladen zu bleiben. An anderer Stelle sagte ich schon, daß vieles dafür spricht, daß sich das Gehirn nur über das Ohr entwickeln kann.

Das Ohr ist aber nicht nur unser Kraftwerk für Energie. Es hat auch verschiedene Schutzmechanismen, die wiederum positiv auf unseren Körper wirken. Zum Beispiel kann ein Mensch, der jahrelang an einer sehr belebten Straßenkreuzung, neben einem Bahngleis, einer Feuerwehrausfahrt usw. wohnt, in Ruhe schlafen, während sein Besuch kein Auge zumacht und über diesen entsetzlichen Lärm klagt. Würde unser Gehirn nicht nur im Schlaf „abschalten", die Weiterleitung dieser lästigen Geräusche über das Ohr an unser Gehirn nicht unterbrochen werden können, bekämen sicherlich alle Menschen, die mit derartigen akustischen Belastungen leben müssen, schwere psychosomatische Erkrankungen. Die Zunahme von Minderhörigkeit, Tinnitus und sogar Hörstürzen bei immer jüngeren Menschen deutet auf das Ende der Belastbarkeit unseres Ohres und damit möglicherweise unseres gesamten Biogefüges hin. Es ist erwiesen, daß die sehr empfindlichen Zilien im Innenohr bei dauerhafter Überbeanspruchung zu Erschöpfungen neigen, die eine immer geringere Höraktivität zur Folge haben. Daher bleibt die Stille für dieses Organ eine sehr wichtige Regenerationsquelle. Wir sollten die ständige akustische Berieselung durch dauerlaufende Fernseher und Radios in unseren Wohnräumen einschränken und mehr auf die Auswahl und Qualität der angebotenen Sendungen achten. Daher bleibt die Stille für das Ohr eine sehr wichtige Regenerationsquelle für den ganzen Organismus.

Das Innenohr beherbergt auch das Gleichgewichtsorgan (Vestibularapparat). Ohne dieses wären die Steuerung der Muskulatur, der aufrechte Gang, das Körpergefühl und die Orientierung im Raum nicht möglich. Das Gleichgewichtsorgan nimmt die tiefen Frequenzen hauptsächlich als Rhythmen wahr. Rhythmus und Musik, das weiß schon der Volksmund, gehen in die Beine. Schwangere Frauen, die z.B. in einem Jazz- oder Rockkonzert waren, konnten das Strampeln ihres Kindes kaum aushalten. Hier reagieren die gleichen Sinnesorgane, die auch für die Koordination der Körperbewegungen verantwortlich sind. Das Ohr dieses winzigen Körpers lernt auf diese Umweltreize zu hören und zu reagieren. So könnte man sagen: „Das Ohr holt die Welt in den Menschen hinein." Daher muß die Empfehlung an jede werdende Mutter lauten: „Tönen, singen und sprechen Sie mit Ihrem ungeborenen Kind, so oft und solange Sie können." Denn nur so öffnen Sie das Tor zum Bewußtsein für ein geist-, seele- und körpergesundes Leben für Ihr Kind.

Das Ohr ist aber auch die große Schwester der Stimme. Was das Ohr nicht hört, können Stimme und Sprache nicht wiedergeben. Nun wird klar, warum taube Menschen nicht sprechen, manche Menschen ganz bestimmte Laute nicht richtig wiedergeben können. Sie empfinden zu große stimmliche Anstrengungen oder klagen über Heiserkeiten, ohne daß ein vordergründig sichtbarer Befund vorliegt, wenn sie stimmlichen oder sprachlichen Anforderungen ausgesetzt sind, die 'ihnen nicht liegen'. Andere bemängeln unter der gleichen Voraussetzung Intonationsprobleme*, können also nicht richtig singen, weil sie immer wieder den falschen Ton treffen. Wieder andere plagen sich mit einem Lispeln (Sigmatismus) herum, der trotz erfolgter Therapie kaum aus der Spontansprache verschwindet. Sogar in der Rechtschreibung vieler dieser Menschen kann man die Hör- und Sprechfehler wiederfinden. Letzteres ist klar, denn so wie ein Mensch hört, schreibt er auch spontan. Erst das Erlernen der richtigen Grammatik schafft hier im günstigen Falle die vorgeschriebene Ordnung.

Einige dieser Probleme hängen mit den oben beschriebenen auditiven Fehlverarbeitungen zusammen. Das Ohr kann die nötigen Impulse nur undeutlich wahrnehmen und sie daher auch nur undeutlich an die Stimme abgeben. Das ist mit ein Grund, warum Stimm- und Sprechtherapien oft so endlos lange dauern. Denn so, wie das Ohr die eigene oder fremde Sprache aufnimmt, nimmt es natürlich auch die Anweisungen oder Übungsfolgen des Therapeuten auf. Bevor also an der peripheren Regulierung von Stimme, Sprechen und Schreiben gearbeitet wird, muß die Voraussetzung des richtigen Hörens geschaffen werden.

Das Ohr als Tor zur Welt, Kraftwerk des Bewußtseins, Halter des aufrechten Gangs, Mittler im Ausdruck der Persönlichkeit, Wurzel des Lernens, kann aber noch viel mehr. Es kann für unser Gesamtwohlbefinden sorgen. Wir kennen die Gänsehaut, wenn wir unangenehme Geräusche hören. Eltern lassen Wasser laufen, wenn ihre Kleinkinder an das Töpfchen gewöhnt werden sollen. Auch die Inkontinenz bei älteren Menschen kann über das Hören günstig beeinflußt werden (Praxiserfahrungen). Bekannt ist, daß vom Ohr Bahnen zum Lymbischen System gehen. Dieses spielt auch für unser Seelenleben eine ganz entscheidende Rolle. Der Vagus (10. Hirnnerv) endet mit seinen sensiblen Fasern im Ohr. Vom Trommelfell laufen Verbindungsbahnen zu den Eingeweiden. Man kann den Eindruck haben, als würde das Ohr den ganzen Organismus vernetzen. Je mehr wir darüber wissen, desto mehr gibt es auch seine Geheimnisse preis und das wiederum nur, wenn wir den Blick auf das Ganze gerichtet halten. Solange die moderne Medizin aber im Detail stecken bleibt, in der pränatalen Medizin die Schlüsselstellung des Gehörsinns nicht bedenkt, die Wirkung von Klang negiert, in den Schulen der Singe- und Instrumentenunterricht gestrichen wird, schlicht, die Wurzel vieler psychosomatischen Übel nicht erkannt wird, sind wir Therapeuten immer wieder gezwungen, das wieder herzustellen, was uns die Natur so großzügig geschenkt hat: Das Horchen!

8. Die audio-vokale Integration und Therapie im Vergleich zu herkömmlichen Therapiemethoden

Die audio-vokale Integration und Therapie und die Audio-Psycho-Phonologie unterscheiden sich von herkömmlichen Therapie-Methoden erstens durch den **Weg** des Schalls (über die Knochenleitung des Schädels direkt ins Innenohr), zweitens durch die **Art** der therapeutischen Mittel (verschiedene Filtervorgänge können Musik und die Stimmaufnahme der Mutter verändern), drittens die **Methode** (in der auditiven Beeinflussung des Nervus vagus) und viertens durch die **ganzkörperliche Wirkung** (unmittelbare Beeinflussung des Nervus vagus). Das Ohr ist die Basis dieser Behandlungsform, die innerhalb einer Übungseinheit den ganzen Organismus einbezieht und auf diesen regulativ einwirkt. Bei dieser Behandlungsart werden nicht nur Teilaspekte einer Störung therapiert, sondern auch alle mit ihr verbundenen Auswirkungen automatisch mitreguliert. Das Ohr lernt Horchen, der Körper lernt grob-, fein-, senso-, psychomotorische und kinästhetische Beeinflussungen positiv umzusetzen, die Seele lernt das Freiwerden von unbewußten und bewußten Ängsten, der Geist lernt lernen und das Selbstvertrauen lernt das Wachsen.

Herkömmliche Sprach-, Sprech-, Stimm- oder Bewegungsmethoden beginnen ihre Arbeit in der Regel an der Peripherie, also von außen nach innen wirkend. Das Ohr wird als Schaltstelle völlig außer Acht gelassen, was umso verwunderlicher ist, da – wie wir inzwischen wissen – viele der wichtigsten Impulse für die Arbeit des Gehirns über das Ohr laufen. Diese gehen vom Vestibularapparat (Gleichgewichtssinn) und der Cochlea (Schnecke) aus. Bei auditiv wahrnehmungsgestörten Menschen bekommen die verschiedenen Zentren im Gehirn keine, eine mangelhafte oder verfälschte Nachricht. Die sich daraus ergebenden Teilleistungsstörungen werden im täglichen Leben dieser Menschen deutlich. Dieses wissend und auf empirischen Beobachtungen aufbauend wurde das audio-psycho-phonologische Training entwickelt. Es geht seinen Weg sozusagen umgekehrt zu den herkömmlichen Methoden, also von innen nach außen. Das heißt, wenn nicht richtig gesprochen, geschrieben oder sich bewegt wird, müssen die Impulse, von der Basis ausgehend, richtig gelenkt werden. Beispiel: Ein Mensch, der an seiner Atmung, Stimme, Sprache und Körperhaltung arbeitet, macht bei der peripheren Therapie monatelang seine entsprechenden Übungen – und verliert das Erreichte meist, sobald er die tägliche Aufmerksamkeit auf seine Ziele vernachlässigt. In der audio-vokalen Integration und Therapie wird mit einem audiometrischen Test ermittelt, wo die Übungsmuster eingesetzt werden müssen. Damit kann die Therapie direkt und 'auf den Punkt' genau erfolgen. Durch diese Basisregulation zeigen sich die Ergebnisse sehr schnell und bleiben erhalten, sofern nicht außergewöhnliche Ereignisse, wie z.B. Unfälle, Nachwirkungen nach Operationen, schwere grippale Infekte u.ä. die auditive Ordnung und das funktionell richtige Zusammenspiel der antagonistischen Abläufe unseres Organismus stören.

8.1 Zum Weg

Es ist bekannt, daß die Knochenleitung 6 x schneller leitet als die Luftleitung. Diesen sehr viel schnelleren Weg hat sich die Forschung über bessere Therapiemthoden zunutze gemacht. In der audio-vokalen Integration und Therapie wird der Schallweg primär direkt über die Knochenleitung ins Innenohr und dann erst über das äußere Ohr auf das Trommelfell geleitet. Durch diesen Erstimpuls ins Innenohr kann eine Vor-Reaktion des Trommelfells erfolgen. Dieses ist damit für den von außen kommenden Schall vorbereitet. Ein Nicht-Hinhören-Wollen ist somit ausgeschlossen, vielmehr ist es egal, ob der Patient schläft, malt oder handarbeitet. Da das Ohr ausgestattet ist, akustische Signale zu empfangen, werden die im audiometrischen Test ermittelten Hör- bzw. Ausblendungserscheinungen durch die entsprechenden Frequenzen „aufgefüllt". Das Ohr bekommt also wieder die Frenquenzen zu hören, die es nicht hören mochte. Damit werden die auditiven Synapsen verknüpft, der Regelkreis Ohr-Thalamus-Gehirn-Thalamus-Sprache direkt und zunächst nonverbal geschlossen. Da das Gleichgewicht (Vestibularapparat) bei dieser Klangtherapie ebenfalls direkt angesprochen wird, zeigen sich die Reaktionen, oft überraschend schnell, in einer verfeinerten und gezielteren Motorik und besseren Koordination sowie aufrechteren Körperhaltung. Durch eine technische Variante wird das rechte Ohr als Kontrollohr geschult, also die auditive Lateralisierung reguliert oder gestärkt. Zudem wird die Latenzzeit der zu erlernenden Sprache oder des Gesanges eingestellt. Darüber hinaus kann, je nach Bedarf, das Hören über die Luft- oder Knochenleitung verstärkt, sowie die Klangeingabe auf den verschiedenen Frequenzen erfolgen und jeweils wiederum verstärkt oder abgeschwächt angeboten werden.

8.2 Zur Art

In den vorangegangenen Kapiteln wurde darauf hingewiesen, daß der Fötus schon intrauterine Hörblockaden erwerben kann, die sein späteres Leben auf die verschiedenste und unangenehmste Weise begleiten können. Sind diese tatsächlich schon so früh entstanden, kann man sie nur auf dem gleichen Weg wieder auflösen. Da der Fötus die Darm-, Herz- und Atemgeräusche seiner Mutter, möglicherweise aber nicht deren Stimme hörte bzw. sie nur als schreckhaftes, ihn abweisendes Klanggemisch in seiner rudimentären Erinnerung behielt, dient uns jetzt deren Stimme als therapeutisches Mittel. Falls die Mutter noch lebt und keine psychogenen Krankheitsbilder gegen die therapeutische Verwendung ihrer Stimme sprechen, wird sie mit den dafür vorgesehenen elektronischen Geräten aufgenommen. Während weiterer Horchtrainingssitzungen wird diese technisch bearbeitete Stimme an den Hörenden zurückgegeben. In dieser Hörtrainingsphase fühlt sich der Patient immer mehr in eine Klangwelt zurückversetzt, die wir „aquatisches Klangmilieu" nennen, also an die Zeit des Hörens durch das Fruchtwasser. Sollte die Stimme der Mutter nicht (mehr) vorhanden sein, wird versucht, den gleichen Effekt mit sehr obertonreicher Musik von W. A. Mozart zu erzielen.

Das ist – vereinfacht dargestellt – der Weg, mit dem sich auditive Wahrnehmungsblockaden zwanglos lösen lassen, Irritations- und Raumorientierungsprobleme geordnet werden und durch das „Erinnern" an lange zurückliegende Ängste gelöst und abgebaut werden. Fast zwangsläufig stellt sich daraufhin eine entspanntere und vertrauensvollere Grundhaltung ein. Immer wird die Familie, werden die Freunde in Schule und Kindergarten oder Arbeitskollegen diese gute Grundstimmung beachten und mit Freude, Aufmerksamkeit und Hilfe zu unterstützen suchen. Daraus erst kann Kreativität, Vitalität, Lern- und Lebensfreude erwachsen. Die positiven Spätaussagen zur „Erziehung zum besseren Horchen" – wie ich diese Klangtherapie auch nennen möchte – bestätigen mir gerade diesen Aspekt als den oft wertvollsten. Die Schulung der Lateralisierung stellt über die Hirnhemisphären darüber hinaus einen ganzkörperlichen Ordnungszustand her. In der Folge ist eine verbesserte Körperaufrichtung zu beobachten, die auch eine verbesserte Atmung nach sich zieht. Diese gut aufeinander abgestimmten Klänge lassen Seele, Körper und Geist zu einem harmonischen Ganzen werden. Die Lunge kann sich über die natürliche Körperhaltung und die Stabilisierung des Zwerchfells „öffnen". Die Dauerhaltung des Weinens (Depression) ist nicht mehr möglich, da sie nur in der Zusammenziehung der Lunge, mit steigendem Zwerchfell und dem Zusammensinken des Körpers geschieht. Positive Klänge hingegen machen die Lunge weit und das Herz froh.

8.3 Zur Methode

Sie verläuft in den Anfangsphasen der Therapie nonverbal ab. Da ich davon ausgehe, daß sich tiefer liegende psychische Probleme nicht in jedem Fall von selbst lösen, empfehle ich, während der audio-vokalen Therapie zu malen. Durch die Arbeit mit Formen und Farben, ganz besonders beim Hören der „intrauterinen" Klänge, können weit zurückliegende negative Erfahrungen aus verschütteten Tiefen an die Oberfläche gelangen und dadurch bewußt werden. Mit den vor Augen liegenden Abbildern von Stimmungen kann die Sprache für diese, oft lange verdrängten Erlebnisse (wieder-)gefunden werden. Man muß sich vergegenwärtigen, daß manche Menschen eine verbale Zurückerinnerung nur bis ins sechste oder siebte Lebensjahr haben. Was davor geschah, liegt im absoluten sprachlichen Dunkel, wird oft nur als 'da ist etwas unangenehmes in mir' empfunden. Selbst die Psychologie und manche Formen der Analyse finden oft keinen Zugang zu diesen Tiefen. Das wird einer der Gründe sein, warum die sprachliche Aufarbeitung von psychogenen Störungen oft so viele Jahre benötigt und dennoch unvollkommen bleibt – wie viele Patienten schildern. Die bildhaft dargestellte Erinnerung sprachlich zu erarbeiten gelingt in der audio-vokalen Therapie meistens innerhalb weniger Tage. Dadurch bleibt auch die psychische Verarbeitung im sprachlichen Bewußtsein.

(Zur Methode der Sprachtherapie bzw. Logopädie siehe das Kapitel 6 'Mit dem eigenen Ohr an der eigenen Stimme'.)

8.4 Die ganzkörperliche Wirkung

Bekannt ist weiterhin, daß vom Ohr natürliche Bahnen zum Gehirn gehen, auch zum limbischen System. Dieses spielt für das Seelenleben eine ganz entscheidende Rolle. Fasern des *Nervus Vagus*, des 10. Hirnnervs, enden im Ohr und verlaufen vom Trommelfell und äußeren Gehörgang bis an die Hautoberfläche und zu den Eingeweiden. Bekommt man bei der bloßen Vorstellung bestimmter unangenehmer Geräusche die bekannte Gänsehaut, so kann man verstehen, daß der *Vagus* – als wichtigster parasympathischer Nerv – in hohem Maße für unser vegetatives Gleichgewicht verantwortlich ist. Er versorgt die meisten Organe, die dazu neigen, psychosomatische Symptome auszubilden, wie z.B. Durchfall, Magenschmerzen, Schwitzen oder Kälteempfinden vor Prüfungen. Das erklärt, warum es im positiven Gegensatz dazu bei diesem Horchtraining immer wieder zu Phänomenen wie der Harmonisierung in diesen Organbereichen kommen kann. Es werden Beruhigungen des Magen-Darmtraktes nach anhaltenden Verdauungsstörungen beobachtet oder ein leichteres Harn-halten- / Harn-lassen-können. Auch die Besserung bzw. Heilung von Migräne wird mir sehr häufig von den damit belasteten Patienten angegeben. Kinder brichten, daß die Bauchschmerzen und die Angst vor Klassenarbeiten weg sind, Sänger und Redner davon, daß das Lampenfieber gemildert sei und sie sich auf ihren Auftritt in einer Weise freuten, die sie bisher nicht kannten. Manche Klienten entwickelten eine plötzliche Abneigung gegen das Rauchen. Da wir tiefe Töne ganz besonders gut im Bauchraum spüren können, sagen mir manche Patienten, der Bauch sei warm, oder auch, sie erführen eine Lösung der Schmerzen im Unterleib. Auch das ist ein Beweis für die Verbindung des Nervus Vagus bis in unser Innerstes hinein.

Solche Reaktionen konnte ich sowohl in Folge der Einspielung Gregorianischer Gesänge als auch mit der Musik von Mozart feststellen. Erstere wirken bei manchen Menschen erst nach einer gewissen Gewöhnungsphase beruhigend auf Herzschlag und Atmung; sie stellen gleichsam zwischen beiden eine Harmonisierung her. Angst- und Streßsymptome können auf diese Weise leicht abgebaut werden.

Aber warum wird das audio-vokale Horchtraining gerade über die Musik von Mozart aufgebaut? Ein ganz wesentlicher Punkt ist, daß sich diese Musik äußerst gut für die hochgefilterten Musikbearbeitungen nutzen läßt. Ein anderer Gesichtspunkt liegt in der 'Aussage' dieser Musik. Yehudi Menuhin sagte einmal in einem Interview: „Mozart spricht zu einem Kind wie ein Kind und zu einem Erwachsenen wie ein Erwachsener." Das erleichtert es, auch einem Kind in der Therapie klassische, hochgefilterte Musik anzubieten. Sie macht keine Angst, bleibt in ihrer Art leicht, hat für ein Kind noch nicht die Tiefe, die ein Erwachsener in Mozarts Kompositionen finden kann und regt darüber hinaus zum Mitsingen an. „Der Gesang ist das Natürlichste von der Welt. Im Grunde müßte jeder singen. Das ist eine absolute Notwendigkeit für das Gehirn" (Tomatis), denn die Klänge, die Töne, haben mehrere Wirkungen.

Wir wissen, daß das Innenohr eine Art Aufladegerät ist und die Großhirnrinde (Cortex cerebri) mit Energie beliefert. Durch diese Energie werden wir wach, Konzentration und Merkfähigkeit werden gefördert. Somit wird auch das Bewußtseinsfeld unserer Kreativität geöffnet. Schließlich bringt uns diese Energie ins Gleichgewicht und nötigt uns zu einer perfekten, aufrechten Körperhaltung. „Wenn die aufrechte Haltung stimmt, dann organisieren sich auch Skelett und Muskeln optimal, und von da an hat man die Möglichkeit, den Körper zu einer Art Resonanzkörper werden zu lassen, so daß durch die Vibrationen nahezu alle Körperfunktionen stimuliert werden. Also entsteht eine sehr viel größere Vitalität." (Tomatis). Stark unruhige (hyperkinetische) Kinder zeigen unter dem Einfluß des Gregorianischen Gesangs z.B. ein ruhiges, ausgeglichenes Verhalten. Daher empfehle ich den Eltern, diese Musik auch zu Hause einzusetzen, sobald das Kind in eine Unruhephase gerät.

Anhand der Horchkurve kann ich erkennen, welche Hör- und Hörverarbeitungsgewohnheiten ein Mensch hat und kann mit der audio-vokalen Therapie und deren verschiedenartig gefilterten Musikstücken helfend in die Bereiche eingreife, die vom Bewußtsein oder Körper 'ausgeblendet' wurden. Die audio-vokale Integration und Therapie ist eine funktionelle Trainingsmethode, die auf bio-physikalische Weise den Energiefluß des Körpers und die Aufladung der Hirnrinde mit der Hilfe obertonreicher Schallwellen verstärkt und die Horchfähigkeit des Menschen schult. Sie ist also keine Musiktherapie im üblichen Sinne, sondern dient der Beseitigung unserer energetischen Fehlversorgung.

9. Woran erkennt man Hörverarbeitungsstörungen?

Eltern klagen unter anderem über ein mangelndes Selbstbewußtsein ihres Kindes, Begriffsstutzigkeiten, ein Stocken in der Sprach- und Persönlichkeitsentwicklung, Sprechschwierigkeiten, Schulangst, Bettnässen und/oder zunehmende Verhaltensauffälligkeiten. Erwachsene stellen bei sich selbst oft einen zunehmenden Orientierungsmangel und Unsicherheiten, manchmal sogar unbegründete Ängste fest. Das richtungsweisende Hören oder auch das Verstehen von Sprache und deren Inhalt ist schwierig oder schwieriger geworden. Verbale Mißverständnisse mit Freunden oder Kollegen kommen immer wieder vor, belasten und sind trotz aller Bemühungen nicht abzustellen. Ein Gefühl von 'Ich mache alles falsch' hat sich mit der Zeit breit gemacht. Die Folgen sind eine Art Rückzug, Unsicherheiten in Gruppensituationen, psycho-linguistische Probleme und schließlich zunehmende psychosomatische Beschwerden. Wenn sprachtherapeutische Behandlungen mit herkömmlichen Methoden erfolglos blieben, Nachhilfestunden nichts besserten, psychologische oder psychotherapeutische Maßnahmen nichts nutzten, dann sollte man die zentrale *Hörverarbeitung* abklären lassen.

Die Gruppe der Kinder und Jugendlichen mit isolierten zentralen Hörverarbeitungsstörungen fällt zunächst nicht durch sichtbare bzw. vordergründig erkennbare Schäden auf. Oft sind ihre Störungen erst im Schulalter zu erkennen, wenn Sprache, Schrift- und Zahlenbilder analytisch erlernt werden sollen. Rechenwege werden nicht verstanden, Zahlenkombinationen können nicht erkannt oder errechnet werden, schon der zugehörige Text macht Mühe. Da diese Kinder meistens keine anlagebedingten, gröberen Intelligenzverluste zeigen, ist die Diagnose recht schwierig. Erst nach jahrelangen Versagensängsten, mangelndem Selbstvertrauen und Fehlbeurteilungen durch Erwachsene können sich auch Intelligenzminderungen einstellen, die als 'Lernbehinderung' wirksam werden. In diesem Falle spricht man in Fachkreisen von den sogenannten >erworbenen< Retardierungen. „Menschliches Verhalten ist gelernt und kann wieder verlernt werden. Problematisches Verhalten unterliegt den gleichen Lernbedingungen wie sogenanntes >normales< Verhalten" (Fliegel).

Diese Kinder und Jugendlichen – „besonders auffällig ist hier die männliche Gruppe mit ca. 80%" (A. J. Ayres) – fallen eher auf durch eine ausgeprägte Lese-, Rechtschreibe- und/oder Rechenschwäche, die oft mit einer allgemeinen Beeinträchtigung der sensorischen Integration einhergeht. Sie werden durch ihre zunehmenden Ängste, die sich schließlich in Verhaltensauffälligkeiten äußern, oft für bockig, aufsässig oder sogar schlecht erzogen gehalten. Ich möchte daher in den nachfolgenden Kapiteln einige Punkte zur Frühbeobachtung nennen, die helfen können, mit dem Kind verständnisvoller umzugehen und es ggf. in passende fachliche Untersuchungen bzw. Behandlungen zu empfehlen.

9.1 „Zuhause konnte ich das aber!" – Lautstärkepegel und Leistungsfähigkeit

Kinder, die in einer Klassengemeinschaft unruhig werden und ihre Konzentration verlieren, sind dem Lautstärkepegel in der Klasse nicht gewachsen. Sie schalten ab, hören nicht hin, sind kaum noch ansprechbar. Sie gelten schnell als verstockt und eigenbrötlerisch. Den Eltern wird oft nicht geglaubt, wenn sie bei den Klassenlehrern betonen, daß das Kind zu Hause sehr viel besser und häufig fehlerfrei arbeite. Man hat gemessen, daß der Lautstärkepegel in einer durchschnittlich großen Klasse bei +40 bis +60 dB liegen kann. Wir wissen inzwischen, daß die akustische Raumorientierungsblockade ein richtungsweisendes Hören unmöglich macht. Die Stimme des Lehrers kann nicht aus dem Klangbrei herausgefiltert werden. Da viele Kinder aber noch weitere zentralbedingte auditive Zuordnungsschwierigkeiten haben, ist bei *diesen* Lautstärkepegeln kein akustisches 'Durchkommen' mehr möglich. Diese Kinder/Erwachsenen fallen auf durch Klagen wie zum Beispiel: „Warum gelingt es mir nicht, die Dinge in einer Lerngruppe so gut zu machen, wie ich sie zu Hause kann. Ich weiß doch, daß ich nicht doof bin, aber warum geht es in der Schule nicht?" usw.

Diese und ähnliche Fragen, Verzagtheiten, Tränen, Wut und schließlich schlechte Noten könnten ganze Bibliotheken füllen. Wir wissen inzwischen, warum ein Mangel an Konzentration unter solchen Umständen entsteht. Irgend eine Steuerung im Gehirn dieser Menschen hat sich die falsche Schiene ausgesucht. Wohlgemerkt, ich spreche hier von Personen, die einen ordentlichen Hörtestbefund haben, also keine Auffälligkeiten im Sinne einer Minderhörigkeit zeigen. Es geht hier darum, daß das *richtungsweisende* Hören nicht funktioniert. Die Erfahrungen haben gezeigt, daß auch hier wesentlich bessere schulische Ergebnisse erzielt werden können, wenn diese Störung reguliert wird. Natürlich erleichtert es jegliche Konzentration, wenn der Lehrer zusätzlich auf Ruhe in seiner Klasse achtet, selbst in sich ruht und selbst ein Horchender ist (Vorbildfunktion!).

Aber wie soll das gelingen bei der großen und immer größer werdenden Schülerzahl in den Klassen? Hier sind die Kultusminister aufgefordert, sich nur einmal einen Tag lang in eine Klasse zu setzen, deren Lehrer sich mit ca. 3 bis 4 verschiedenen Nationalitäten, deren Temperamenten, ethnischen Hör- und Sprachgewohnheiten und allen damit verbundenen Mißverständnissen auseinandersetzen müssen – und dabei auch noch unterrichten sollen! Die in den Klassen jetzt schon überhöhte Schülerzahl soll in Zukunft weiter steigen. Aber das verträgt sich nicht mit dem Grundgesetz. Dieses gibt jedem Kind ein Recht auf Förderung und Bildung. Bei allem, was bisher – und nicht nur an dieser Stelle (!) – hierzu gesagt wurde, sollte gehandelt werden. Akustische Überforderungen und räumliche Enge sollten endlich beseitigt werden! Die Lehrer müssen wieder ihrer Berufung nachkommen und ihren Beruf als Pädagogen mit Vorbildfunktion ausführen können, statt sich mit überfüllten Klassen und den sich (unbewußt) wehrenden Schülern abzuquälen.

9.2 „Ich will dich nicht hören"

Inzwischen dürfte auch bekannt sein, daß das Thema 'Hörentzug' (also das Nicht-mehr-hinhören-wollen) zu einer weiteren Schwierigkeit führt und wie sie entstanden sein kann. In manchen Fällen hängt eine Hörverweigerung mit psychosozialen Problemen in der Familie zusammen. Da ein Kind diesen Situationen völlig hilflos ausgeliefert ist, die Art, den Sinn und die Hintergründe von Anordnungen, Befehlen und in vielen Fällen auch Drohungen nicht verstehen kann, sondern oft tief verletzt ist, 'übt' es – ganz unbewußt – wegzuhören. Dieses ist auf dem Hörbild als tiefe 'Schaukel' zwischen 1000 Hz und 3000/4000 Hz (Sprachbereich) sichtbar. Wenn nun auch die Sprechstimme des Lehrers, der Lehrerin, der Therapeutin usw. genau auf den Frequenzen liegt, die nicht gehört werden wollen, kann sich dieser Gesprächspartner anstrengen, wie er will: Die Aufmerksamkeit des anderen kann verbal nicht erworben werden.

An dieser Stelle gebe ich eines von vielen Beispielen aus meiner Arbeit mit herkömmlichen Methoden: Das Kind kommt gerne, freut sich auf unsere gemeinsame Stunde. Es ist mit allem, was ich anbiete und was wir im unterstützenden Spiel aussuchen, sehr zufrieden, hört mir aber nie wirklich zu, agiert eher nur aus sich heraus. In den Anfängen meiner Arbeitsjahre und ohne die jetzige Erfahrung konnte ich mir dieses 'akustische Abkoppeln' aus meinen sprachlichen Anleitungen nicht erklären. Da ich diese Kinder besonders lernfreudig und aufgeschlossen erlebe, bei ihnen aber weniger Übungserfolg hatte als bei den anderen, vereinbarte ich einen Therapeutenwechsel. Dort zeigte sich, daß das Kind den verbalen Aufforderungen der Therapeutin viel besser folgte als in meiner Übungsstunde. Da es den Kollegen ähnlich ging, haben wir dieses Thema immer wieder behandelt, ohne eine Antwort zu finden. Seit meiner Ausbildung in Audio-Psycho-Phonologie weiß ich, was passierte. Ich lag in diesem Fall mit meiner Sprechmelodie auf ähnlichen Frequenzen wie sie die Stimme der Mutter des Kindes zeigte. Diese (unbewußte) Abneigung übertrug sich durch die Ähnlichkeit der Stimmen auf mich bzw. die anderen Kollegen. Auf Grund unserer Erfahrungen tauschten wir nun manche Kinder aus und hatten in vielen Fällen gute Erfolge damit. Der Volksmund hat hier wieder seine Ausdrücke. Wir sagen: 'Zu dem (Arzt/Therapeuten/Bekannten) gehe ich nicht mehr, der/den kann ich nicht hören'. Obwohl oft zusätzlich betont wird, daß der- oder diejenige eigentlich gar nicht unsympathisch ist. Man weiß eigentlich gar nicht so richtig, was diese Abneigung beinhaltet. Es ist genau das, was wir meinen, wenn wir sagen: 'Ich kann den/die nicht riechen oder sehen'. Das zeigt, daß wir unsere Stimm- und Sprachmuster bewußter wahrnehmen und gegebenenfalls für den Zuhörer (Patienten) differenzierter variieren müssen.

9.3 Die psychische Abwehr

Es gibt Kinder und Erwachsene, die alles, was sie tun oder durch andere positiv erfahren könnten, in negativer Weise gegen sich selbst richten. Sie neigen dazu, Hilfe oder Fürsorge abzulehnen, leben in einer psychischen Abwehr zu sich selbst, schwanken in ihren Grundstimmungen zwischen depressiv und aggressiv und beschuldigen oft andere für eigene Unzulänglichkeiten oder Mißgeschicke. Kraß ausgedrückt könnte man auch formulieren 'ich will ja gar nicht, daß es mir gut geht'. Was ist passiert, daß sie sich in einen solchen Dauerschmerz flüchten, in eine Depression, die positives Denken und Fühlen kaum noch zuläßt? Dieses Verhalten kommt einem Außenstehenden wie eine Selbstbestrafung vor. Gutes Zureden von Geschwistern, Eltern, Verwandten und Freunden wird oft nur mit einem 'ich mag nicht' beantwortet. Die Körperhaltung dieser Menschen, besonders der Kinder und Jugendlichen, ist sowohl im Sitzen als auch im Stehen zusammengesunken und kraftlos. Im Sitzen sind die Füße nicht geerdet, stehen abgeknickt auf den Kanten. Bei anderen sind die Beine um die Stuhlbeine 'gewickelt'. Der Kopf sinkt schnell auf die Arme und ein Zuhören ist kaum möglich. Die Stimme ist heiser, monoton, gelangweilt, oft schleppend, die Artikulation verwaschen. Alles deutet darauf hin, daß diese Menschen in irgend einer Weise 'unterversorgt' sind. Fragt man sie nach ihren Bedürfnissen, so sprechen sie diese zwar aus und man hat den Eindruck von kurzfristiger, positiver Anspannung. Gleich darauf aber fallen sie wieder in sich zusammen und unterstreichen ihre Körperhaltung unbewußt mit Aussprüchen wie: 'Ich kann das ja doch nicht', oder 'Das ist nichts für mich' – obwohl sie eben noch genau den Wunsch, dieses oder jenes erleben zu wollen, ausgedrückt hatten. Auf dem Hörverarbeitungstest dieser Menschen kann ich fast immer eine energetische Unterversorgung ablesen. Oft geht sie mit einem Nicht-mehr-hinhören-wollen einher.

Durch die Eingabe hoher Obertöne und der damit verbundenen Aufladung der Hirnrinde ändert sich dieser Zustand relativ schnell und von selbst. Mit zunehmender Körperaufrichtung kann eine Zunahme der Aufmerksamkeit, Lernwilligkeit und Merkfähigkeit beobachtet werden. Das hat natürlich auch eine gute Wirkung auf die Psyche zur Folge. Die Körperbewegung ist aktiver und schwingender. Alle Handlungen laufen schneller und geordneter ab, die Stimme ist heller, fröhlicher und zeigt eine gute Grundspannung. Das Sprechen scheint Freude zu machen und ist engagierter. Bald darauf stellt sich ein neues Selbstvertrauen ein. Dieses hat wiederum eine höhere Aufmerksamkeit zur Folge und ermuntert zu einer 'Ich-will-mitmachen-Stimmung'. Voraussetzung für eine bleibende Energiezunahme ist natürlich, daß alle anderen auditiven Funktionen geordnet sind.

10. Worauf Eltern, Erzieher und Lehrer achten sollten

10.1 Sprache – Hören – Gedächtnis – Sprechen

Nachfolgend gebe ich einige Auffälligkeiten zum peripheren Hören bzw. der Hörverarbeitung an, die eine eventuelle Abklärung auf Hörwahrnehmungsstörungen erfordern. Voraussetzung ist hier, daß die Hörfähigkeit abgeklärt ist und als 'normal' beurteilt wurde.

- Gleich klingende Worte wie z.b. **Ki**ssen/**Ki**sten, **Bu**ch/**Bu**sch, **Kar**ten/**Ga**rten usw. können, da sie falsch 'gehört' bzw. fehlverarbeitet werden, auch nicht richtig nachgesprochen oder geschrieben werden (phonemische Diskrimination).

- Monotone, leise Sprechweise (kann auf Versagensängste im weitesten Sinne deuten, vorausgesetzt, der Stimmbandschluß ist o.B.

- Artikulation ist, besonders unter Belastung, stark verwaschen (kann auf Sprechangst bzw. allgemeine Versagensängste hindeuten).

- Sprachverständnisschwierigkeiten (Sprechende – Lehrer/Eltern/Freunde – müssen Gesagtes öfter und zunehmend lauter wiederholen.) – (Hörentzug, auditive Blockade oder beides).[△](s. Anm. auf S.118).

- Stottern. Der Ausgangspunkt kann ein Lateralisierungsproblem der Hirnhälften und/oder der Rekurrensnerven sein. Das antagonistische* Zusammenspiel der verschiedenen Muskelgruppen des gesamten Sprechapparates (Kehlkopf und Artikulationsbereich) ist gestört. Eine psychische Komponente ist immer dabei, muß aber nicht der Anlaß für das Stottern gewesen sein. Daher bleibt eine psychotherapeutische Betreuung mitunter erfolglos.

- Verlangsamte, zögerliche Sprechweise (Linkes Ohr wird dem Sprechenden zugewandt. Auditives Lateralisierungsproblem).

- Intonationsprobleme (Kind singt immer falsch => auditive Blockade. Die Diskrimination der Tonhöhenunterschiede ist nicht (altersgemäß) entwickelt).

- Kind spricht überlaut und evtl. verwaschen (Möglicher Hinweis auf Minder- oder Schwerhörigkeit. Nach Ohrinfekten, Pfropfen vor dem Trommelfell usw. schauen lassen).ᐃ

- Die Sprech-, Stimm- und Hörleistungen schwanken (mögliche psychosomatische Ursachen, Ohrenschmalzpfropfen).ᐃ

- Richtungsunorientiertes Hören (wenn das Geräusch mit den Augen gesucht werden muß, ist die akustische Raumorientierung nicht in Ordnung).

- Die Merkfähigkeit verbaler Anweisungen entspricht nicht dem Alter (bei Ausschluß einer geistigen Retardierung Verdacht auf eine auditive Blockade. Die Semantik der Sprache wird nicht verstanden. Zur Abklärung auch Kurzzeitgedächtnis prüfen).

- Extrem verlangsamte Sprechweise (kann Linkshörigkeit, Latenzzeitprobleme oder tieferliegende hirnorganische Befunde beinhalten).

Bei den mit ᐃ gekennzeichneten Störungen ist unbedingt eine **HNO-Untersuchung** zur Abklärung evtl. Ohrenschmalzpfropfen vor dem Trommelfell, Paukenergüsse! usw. notwendig. Inwieweit HNO-Ärzte inzwischen alle unter Kapitel 1 aufgelisteten Hörverarbeitungsstörungen ermitteln können, ist mir zu diesem Zeitpunkt nicht bekannt. Was an Diagnose mitgeliefert wird, läßt eher vermuten, daß eine derart exakte Auflistung der zentralen Fehl-/Verarbeitung in den HNO-Praxen noch nicht geleistet wird. Zu viele Kinder/Erwachsene kommen immer noch in unsere Praxen mit dem Befund „auditiv unauffällig".

Auch die verbal gehandhabten Tests auf allgemeine Wahrnehmungsstörungen können nicht befriedigen, weil, wie hinreichend dargestellt, Sprache nicht verstanden wird. Der Gang zum HNO-Arzt bleibt aus den vielfach genannten Gründen dennoch ein sehr wichtiger Schritt **vor** der auditiven Abklärung bei mir oder einem anderen Fachkollegen. Der Gang zum Kinder-/Hausarzt ist wichtig zur Abklärung des Immunsystems und Stoffwechselhaushalts. Hier sollten auch Kinder einer regelmäßigen Prüfung zugeführt werden. Die Spätschäden durch Mangelerkrankungen sind hinreichend bekannt und eine mögliche Ursache für zu häufige Erkältungen, Mittelohrentzündungen und deren Folgen (Schnitte ins Trommelfell und Schlimmeres).

10.2 Früherkennung – Motorik

Das Gleichgewichtsorgan hat die gesamte Muskulatur des Körpers unter Kontrolle und ist mit der Hörschnecke (Cochlea) im Innenohr verbunden. Darum muß bei der Prüfung zu Hörverarbeitungshinweisen auch auf grob- und feinmotorische Entwicklungsabläufe geachtet werden:

– Krabbeln (Kreuzgang!), Sitzen, Aufrichten, Stehen (motorisch, zeitlich in der Norm?) sollte möglichst früh durch Ärzte und/oder Fachkollegen kontrolliert werden.

– Anpassungsreaktionen (Hören-Schauen-Bewegen-Greifen. Greift das Kind nach dem Spielzeug? Bewegt es sich auf dieses zu oder zeigt es keinerlei Interesse?). ᐃ # (s. Anm. oben und auf S.119).

– Grob- und feinmotorische Entwicklung (Spitzgriff bzw. Ungeschicklichkeiten beim Halten des Stiftes, beim Hantieren mit Schere, Hammer, usw.). #

– Koordinierungsprobleme in der Hand-Fuß-Augenkoordination, Körperbewegung (Sport) usw. #

– Zappelig (hyper-hypomotorisch) / lethargisch / depressiv / verspannt.

Zeigt das Kind eine große Unruhe beim Abschreiben von der Tafel mit ständiger Veränderung des Augen-Heft- bzw. Tafelabstandes (Nah-/Fernsicht), dann sucht es nach der besten Sehposition! #

– Wackeliges Schriftbild, Schreibgeschwindigkeit.#

– Zu schnelle Ermüdung. Oft Kopfschmerzen. # °

Die mit # gekennzeichneten Verhaltensweisen ähneln stark denen der auditiven Wahrnehmungsstörungen, können aber auch durch Fehlsichtigkeit hervorgerufen werden. Deshalb ist bei allen mit # gekennzeichneten Auffälligkeiten unbedingt eine **Augenprüfung** (Akkumulationsschnelligkeit) angezeigt. Es könnte sein, daß das Sehbild nicht deckungsgleich ist, ein Auge dominiert, obwohl die Sehschärfen beider Augen die gleichen Messergebnisse zeigen, die Muskulatur zu schwach ist und die Augen weggleiten usw.

Die mit ° gekennzeichneten Zustände sollten beobachtet und durch entsprechende Fachmediziner abgeklärt werden. Hier kann es sich unter anderem um versteckte Allergien, Vitamin-/Mineralmangelerscheinungen, muskuläre Verspannungen oder auch pathologische Prozesse im Körper/Kopf handeln.

10.3 Sensorische Auffälligkeiten

– Taktile Abwehr (Kind läßt sich an bestimmten Körperstellen nicht streicheln, ist „hautempfindlich", reagiert mit Entzug oder Aggression).
– Heiß und kalt werden nicht unterschieden (Mund/Haut). Druckschmerz wird nicht empfunden.
– Geschmacks-/ Geruchsprüfung.

Dies können zusätzliche, als eigenständige Störungen auftretende Schwierigkeiten sein, die jedoch ebenfalls unserer Aufmerksamkeit bedürfen. Hier sollte unbedingt ein **Neurologe** zu Rate gezogen werden.

10.4 Verhaltensauffälligkeiten

– Sprechende (Lehrer/Eltern/Freunde) werden nicht angeschaut. (Kontaktängste).
– Macht in Gruppen ständig den Kasper. (Überspielen von Versagensängsten).
– Vorschnelles Handeln. (Unsicherheit, will Liebkind sein).
– Schlechtes Spiel- und Arbeitsverhalten / Verweigerung / Hausaufgaben werden verschwiegen / Hefte werden vergessen, „verloren" / Ausreden (Lügen) werden erzählt.
– Kann Handlungsabläufen nur zögernd und mit Unterbrechungen folgen.
– Kind sagt zu schnell „ja". Hat Sprache nicht verstanden.
– Verzagte oder monotone Sprechweise, antwortet nur einsilbig auf Fragen.
– Ablesen von den Lippen, der Mimik deutet auf Fehlhörigkeit.
– Rückzug aus Spiel-, Freundes-, Klassengruppe.

- Körperhaltung zusammengesunken (nicht zu verwechseln mit einer angeborenen Hypotonie!). Mögliche Orientierungslosigkeit und Ängste.
- Plötzliches Bettnässen, Daumenlutschen, kleinkindhaftes Verhalten. (Ist den Anforderungen nicht mehr gewachsen. Kann aber auch auftreten, wenn ein Baby in der Familie angekommen ist).
- Aggressionen gegen kleinere Kinder. (Versucht sein Image/Selbstvertrauen aufzubessern).
- Spricht nur noch mit seinem Hasen/Meerschweinchen. (Kommunikation mit Erwachsenen über seine innersten Gefühle sind ihm nicht möglich. Starke Vereinsamung).
- Kann die Kräfte nicht adäquat dosieren, flippt aus oder ist erschöpft.
- Überblick und Orientierung fehlen. Unangepaßtes Verhalten, oft schlechtes Gewissen.
- Hohe Geräuschempfindlichkeit, sehr leicht ablenkbar.

Bei auffälliger und sporadisch auftretender übermäßiger Unruhe bzw. Aggression oder Depression sollte eine Abklärung auf Allergien erfolgen. Es gibt Formen, die äußerlich nicht sichtbar sind wie z.B. nach Einatmen von Chlordampf in Schwimmbädern u.ä.. Sie zeigen sich durch starke und plötzliche Verhaltensveränderungen wie Depressionen, Aggressionen oder panische Ängste (Ärzte für Naturmedizin und Umweltfragen sind neuen Allergieformen auf der Spur).

Ständige Enttäuschungen beim Kind über das vermeintlich ungerechte Verhalten der Erwachsenen zu seinen Antworten und Leistungen können Versagensängste, Depressionen, Resignationen und ein Nicht-mehr-hinhören-wollen hervorrufen. Es kann ja nicht anders als so! (In jedem Einzelfall muß jedoch deutlich unterschieden werden zwischen einer auditiven Verarbeitungsstörung, allgemeinen Entwicklungsstörungen und/oder purer Faulheit).

Sollten Sie mehrere dieser oben genannten Schwierigkeiten/Störungen bei Ihrem Kind (oder sich selbst) feststellen, so ist der zentrale Hörverarbeitungstest unbedingt anzuraten. „Da Lernen eine Funktion des Gehirns ist, kann man schließen, daß Störungen der Lernfähigkeit Zeichen einer Abweichung in der Neuralfunktion des Gehirns sind" (Ayres/Albrecht).

11. Hinweise zur groben Prüfung einiger akustischer Wahrnehmungs- und motorischer Entwicklungsstörungen

Wenn Sie vorgenannte Schwierigkeiten bei sich oder Ihrem Kind entdecken, können Sie – vor einer speziellen und differenzierten Prüfung durch entsprechende Fachkräfte – selbst einige 'Untersuchungen' durchführen.

Zur Feststellung der auditiven Wahrnehmungsstörung (Tonhöhendiskrimination) werden zwei, zunächst weit voneinander liegende Töne gesummt, gepfiffen oder auf einem Instrument gespielt. Der Prüfling muß (über sein Gehör, nicht über das Auge) herausfinden, welcher Ton höher (oder tiefer) ist. Die Töne werden immer enger aneinandergesetzt, bis man schließlich bei ¼ Tonschritten angekommen ist. Kann der Prüfling keinen einzigen Tonvergleich richtig benennen, liegt eine geschlossene auditive Blockade vor.

Achtung!: Nach meiner Auffassung gibt es einen frühkindlich bedingten auditiven Schutz, der mit einem sehr starken Nachahmungstrieb im Handlungsbereich einhergeht, Lernen also in dieser Zeitspanne manchmal überwiegend nonverbal abläuft. Möglicherweise ist dieser Sprach-Wahrnehmungsschutz der Grund, warum kleinere Kinder auf ironische oder sarkastische Verbalisationen nicht reagieren (können). Bei der Selektionsprüfung zeigen sich in diesem Falle sogenannte Lücken im Hörverarbeitungstest. Dieses Bild darf bis etwa zum elften Lebensjahr bestehen bleiben. Wird jedoch danach noch ein total geschlossenes Hörbild ermittelt, liegt eine Störung im Sinne einer auditiven Blockade vor.

Vielleicht werden Sie bei Ihrer kleinen Prüfung auch feststellen, daß z.B. nur die tiefen, mittleren oder hohen Töne nicht unterschieden werden können. In diesem Falle sollten Sie den Hörverarbeitungstest anstreben. Wenn Sie bei Ihrer kleinen Prüfung feststellen, daß der jeweils vorausgegangene Ton immer wieder vergessen wird, müßte Ihre weitere Prüfung auf das Kurzzeitgedächtnis ausgerichtet werden. Dazu sollten Sie sprachlich unkomplizierte, sehr einfache und logische Handlungsübungen wählen, wie z.B.: „Hole mir bitte dein Heft, ...deine Schuhe, ...deine Puppe!" etc. Wenn auf dem Weg zum geforderten Gegenstand vergessen wird, was gebracht werden soll, müßten Sie das Kurzzeitgedächtnis von entsprechenden Fachleuten genauer untersuchen lassen. Hierzu gibt es eindeutige nonverbale Testfolgen.

Die Prüfung der Spatilisation (akustische Orientierung im Raum) ist ebenfalls ganz einfach. Man läßt den Probanden die Augen schließen (verbinden), läßt einen Gegenstand fallen oder bietet aus verschiedenen Richtungen verschiedene Töne und Geräusche an. Der Prüfling muß herausfinden, aus welcher Richtung der jeweilige Schall kommt. Das sollte mit leisen und lauten, dumpfen und hellen Klängen probiert werden. Vorsicht!: Der Tester muß sich unbedingt sehr leise bewegen und darf keinen Luftzug verursachen. Es gibt Probanden, die sehr sensibel und mit dem ganzen Körper vielerlei Hinweise ausschöpfen, ohne das Ohr wirklich einzuschalten.

Die Übung von gleich klingenden Worten (Ban**d**-Ban**k** usw.) ist ebenfalls ganz einfach und gibt deutliche Hinweise auf ein akustisches Diskriminationsproblem (Lese-Rechtschreibschwäche). Hier kann man sehr gut mit 'Quatschworten' und sehr spaßig üben.

Schnellsprech- und Konzentrationsübungen (Fischers Fritze usw.) machen Spaß und schulen die akustische Aufmerksamkeit und Konzentrations- wie auch Merkfähigkeit. Hier kann gleichzeitig geprüft werden, ob ein rhythmisches Sprechen der Verse helfen kann, diese artikulatorisch rein zu halten. Diese schwierigen 'Zungenbrecher' sollten aber nur angewandt werden, wenn das Kind ein entsprechendes Entwicklungsalter erreicht hat und mit Spaß mitmacht.

Zur Prüfung der motorischen Bewegungen über die Körpermitte können Sie die liegende 8 nehmen und sie als großes Gebilde in die Luft zeichnen/schwingen lassen. Wenn die Schwungbewegung nur bis zur Körpermitte reicht, also nicht über die andere Seite hinausgeht, oder die zweite Hand für die andere Seite genommen wird, dann ist das Überkreuz-Bewegungsmuster gestört. Eine andere Übung, die den gleichen Aspekt der Überkreuzbewegung erfragt, kann über das Heben des linken Knies mit gleichzeitiger Berührung durch die rechte Hand erfolgen. Dieses mehrmals im Wechsel und schneller werdend, bis hin zu einer Schrittbewegung, auf der Stelle tretend. Auch diese Überkreuzübung fällt vielen wahrnehmungsgestörten Menschen schwer. Gute Anregungen zur Koordination von Atem-, Schreib- und Konzentrationsübungen geben die „Atem-Schriftzeichen" aus dem gleichnamigen Buch von Frau Gertrude Schümann.

Bei Kleinkindern im Krabbelalter sollte unbedingt (!) auf die Überkreuzbewegungen geachtet bzw. diese durch eine Fachkraft eingeleitet werden. Die Überkreuzbewegungen sind in diesem Alter äußerst wichtig weil sie das Zusammenspiel beider Hirnhälften regulieren sowie die motorischen und sensorischen Bahnen verknüpfen. Diese frühe Schaltung ist die Grundlage für die Ausreifung und Ordnung anderer Überkreuzbahnen. Wenn einer in sich ungeordnet ist, sagt der Volksmund: „Du schaltest – tickst – wohl nicht richtig". Ticken deutet hier auf das Gleichmaß des Uhrenräderwerks hin. Nicht richtig aufgezogen, kann es auch nicht richtig ticken, laufen, die Uhr zeigt nicht richtig an.

Für die Schulung der Konzentration und des logischen Denkens gibt es 'Knobelbücher' und -spiele. Auch diese haben sich sehr bewährt.

Sollten Sie bei der einen oder anderen Übung Probleme haben, ist angeraten, diese Übungen möglichst oft zu machen und zu sehen, ob Sie mit der Zeit eine Sicherheit in der richtigen Abfolge, der Hörortung, Rhythmisierung, Schnelligkeit und Genauigkeit gewinnen. Wenn nicht, sollten Sie sich ebenfalls mit entsprechenden Fachtherapeuten in Verbindung setzen. Durch die Schulung des Zusammenspiels beider Hirnhälften dienen diese Übungen auch der Unterstützungsübung zur Wiederherstellung einer guten auditiven Wahrnehmung.

12. Praktische Beispiele im häuslichen Übungsbereich

Einige Hinweise gab ich schon in den einzelnen Kapiteln. Die Beispiele sind als Anregung gedacht und können in vielfacher Hinsicht auf andere Ideen und Übungsmuster übertragen werden. Z.B. kann man die Überkreuzbewegungen auch sehr gut beim Tisch abwischen, Fußboden reinigen usw. üben. Da alle Kinder „erwachsen" sein wollen und einen großen Nachahmungstrieb haben, brauchen Sie diesen nur auszunutzen – und geben Ihrem Kind darüber hinaus auch die Fähigkeiten mit, den späteren, eigenen Haushalt gut und geordnet zu bewältigen. Das Wichtigste scheint mir aber – in unserer hektischen und von Anforderungen überfüllten Zeit -, daß wir wieder lernen, uns nicht negativ antreiben zu lassen, sondern wieder auf den Sprechenden oder Fragenden zu horchen, ihm unsere Bereitschaft dazu deutlich zu signalisieren, Zeit zu haben für uns selbst und andere und diese zu ihren Fragen, Mitteilungen und Formulierungen zu ermutigen!

Prinzipiell möchte ich aber anmahnen: Die Mutter ist nicht die Therapeutin ihres Kindes und sollte alle Übungsanregungen, auch die der Fachtherapeuten, so in den häuslichen Ablauf einbauen, daß es weder für sie noch für das Kind eine Streßsituation gibt. Das Zauberwort heißt: Spielend üben – wobei Quatsch und Spaß nicht fehlen dürfen. So gibt es viele „Quatschworte", die die Kinder mit Vergnügen selbst suchen. Sie als Eltern können ganz nebenbei die artikulatorischen Schwierigkeiten der Wortkombinationen erhöhen, Wortgebilde verlängern und damit auch die Merkfähigkeit günstig beeinflussen. Das schult die Hinhorchhaltung des Kindes, seine Konzentration und Aufmerksamkeit. Geschwisterkinder sollten in diesen Übungsspaß mit einbezogen werden. Und bauen Sie ruhig mal „eigene Fehler" ein. Sie werden sehen, daß Ihr Kind diese bemerkt und sich diebisch freut, 'besser zu sein' als Sie. Auch das Spiel von Verblüffung und sich an die Stirne klopfen mit einem „oh je, oh je, das hab´ ich aber ganz schön falsch geraten" ..., beglücken Ihr Kind und spornt es zu weiteren Spielen (und Schwierigkeiten) an.

Wer selbst Geschwister hatte, erinnert sich aus seiner Kinderzeit sicherlich noch an verschiedene 'Geheimsprachen' (z.B. die 'Erbsensprache'), in der wir Kinder uns unterhielten – und glaubten, die Eltern würden diese nicht verstehen. Geistergeschichten erfinden, wenn es bei Tisch langweilig wird oder man auf das Essen wartet. Es kann anfangen mit: „Es knackt auf dem Dachboden.... und..... „. Jeder Anwesende schließt einen passenden Satz an, bis die kleine Geschichte fertig ist. Vielleicht darf eines Ihrer Kinder diese Geschichte mitschreiben (Diktatübung)?. Das regt die Phantasie der Kinder an und ist eine nützliche Vorübung für spätere Aufsätze. Wenn Sie sich diese Zeit nehmen und das gemeinsame Leben für sich und Ihre Kinder mit Phantasie und Spannung würzen, können Sie die Flimmerkiste endlich in die Ecke stellen und damit nicht nur die Hinhör- und Konzentrationsleistungen Ihrer Kinder fördern, den Familiensinn und -zusammenhalt vertiefend prägen und unkontrollierbare Fremdbestimmungen weitgehendst ausschalten.

Wir wollen aber das eigentliche Anliegen dieser Übungen bei all dem Spaß und der Freude des Miteinanders nicht vergessen. Da wir auditiv das rechte Ohr als Leitohr und den direkten Zugang zur linken Hirnhälfte schulen wollen, ist es wichtig, alle Anweisungen, Hausaufgabenhilfen usw. auf das rechte Ohr des Kindes zu geben. Das heißt, Sie sollten immer auf der rechten Seite des Kindes sitzen oder stehen. Jedes Kind sollte seine Schularbeiten (Rechen- und Schreibaufgaben, Vokabeln, Gedichte lernen, Leseübungen usw.) laut sprechen und zwar so, daß es seine eigenen Töne auch auf sein rechtes Ohr leitet. Diese Übung ist sehr einfach. Das Kind macht eine lockere Faust, streckt den Arm aus und führt die kleine, nicht zu feste Faust langsam zum Mund, während es eine Zahlenreihe spricht. Wenn Sie sich hinter dem Kind aufstellen, werden Sie sehr genau hören, auf welcher Seite die Töne des Kindes ankommen. Sollten Sie die Töne/Sprache links besser hören, so machen Sie mit der Faust dicht vor dem Mund eine kleine Winkelbewegung, bis der Ton zum rechten Ohr klingt. Hierbei darf jedoch das linke Ohr nicht völlig abgeschirmt werden, denn es soll ebenfalls hören lernen. Es geht bei dieser Übung um die Hör-Lateralisierung des rechten Ohrs, das den Klang zur linken Gehirnhälfte schickt. Das Kind merkt sich die Stellung der Hand und kann sie in kurzer Zeit und ohne Belastung in die rechtsohrige/rechtshörende Stellung bringen. Damit das Kind beim Sprechen/Schularbeiten gerade sitzt, kann man unter den Ellenbogen einige Bücher legen, um die richtige Armhöhe zu gewährleisten. Wenn auswendig gelernt wird, z.B. Vokabeln oder schwierige Worte für das kommende Diktat, sollte das Kind nur etwa 5 Worte laut und äußerst konzentriert auf das rechte Ohr sprechen. Diese werden mehrmals wiederholt. Danach werden sie etwa 5 Minuten im Gedächtnis behalten und leise immer wiederholt. Das so Erlernte wandert nach dieser Zeit in das Langzeitgedächtnis und ist nach diesem konzentrierten Sich-die-Worte-merken-wollen abrufbar. Es empfiehlt sich, die nächsten Vokabeln auf die gleiche Weise, aber zu einem späteren Zeitpunkt zu lernen. Zwischendurch sollte das Kind immer wieder ermuntert werden, sich körperlich zu recken und zu strecken, damit eine tiefe Atmung den Sauerstoff im Blut anreichert. Das nimmt dem Lernenden die Müdigkeit aus Kopf und Gliedern.

Unruhige, ängstliche oder überforderte Kinder kann man mit einer geführten Ausatmung auf Pf——— und einer beruhigenden Musik (Gregorianische Gesänge) recht gut harmonisieren. Dagegen brauchen lethargische Kinder aufmunternde, rhythmisierende Musiken oder vorbereitende körperliche Spiele. Hier eignet sich sehr gut eine Art Schattenboxen oder 'Zeig-mal-wie-stark-Du-bist'-Drückespiel. Mit rhythmischer Musik einhergehende Mal-, Schreib- und Bewegungsübungen eignen sich als weitere Schulung nach der geordneten Hörverarbeitung für größere Kinder, Jugendliche und Erwachsene nicht nur als Atem-, Stimm- und Sprechübungen, sondern können darüber hinaus eine Konzentrations- und Lateralisierungsstabilisierung erbringen. „Oft wird in den Schulen der Schreibunterricht (Schulanfänger) mit ähnlichen Übungen begonnen, wie sie in den Atem-Schriftzeichen zu finden sind. Schaut man aber später der Schreibweise bei Kindern und Erwachsenen zu, so findet man nichts mehr von dem Fließenden und Schwingenden. (...)Es geht bei den Atem-Schriftzeichen also auch darum, die schreibende Hand aus der einseitigen Beanspruchung des Großhirns zu lösen und das bewußte Gefühl dafür zu wecken, daß auch Buchstaben Zeichen sind, in welchen kreisende, schwingende und rhythmische Bewegungen sichtbar werden". (....) „Das Schauen eines sich bewegenden Bildes ist ohne Mitarbeit des Großhirns (....) gar nicht denkbar." (G. Schümann). Wenn sich die Augen auf einen geordneten Bewegungsablauf konzentrieren und die Hand bzw. der Körper diesen nachvollzieht, kann der Organismus allmählich von destruktiven und störenden Mechanismen abgelenkt werden, sofern keine pathologischen Befunde vorliegen. In psychosomatischen Kliniken und therapeutischen Praxen werden entsprechende Körperübungen zur Gesundung von Leib, Seele und Geist angeboten und häufig, wegen der besseren Wirkungsweise, mit einer entsprechenden Musik unterstützt. Die meisten sportlichen Übungen dienen dem gleichen Zweck. Immer geht es um das Miteinander von Hören, Schauen, Verstehen und Tun.

Bei Geschicklichkeitsübungen wie Schuhbänder knüpfen usw. sollten Sie Ihre Anleitung immer so geben, daß Sie mit der Blickrichtung Ihres Kindes arbeiten, also sich hinter das Kind stellen oder setzen und ins rechte Ohr des Kindes sprechen. So kann es Ihre Handbewegungen am allerbesten, ohne viele Worte und ohne die spiegelbildliche Umstellung kopieren.

Um Zahlenreihen zu üben, haben sich die rhythmischen Sprecheinheiten sehr bewährt. (Anregungen aus der 'Sesamstraße'). Man sollte auch kleine Melodien erfinden, um die Hinhör- und Nachsingebereitschaft des Kindes zu schulen. Viele Kinder lernen singend sehr viel besser auswendig als sprechend. Die Melodie scheint hier eine Art atem- und sprachrhythmischer „Halter" zu sein. Ermuntern Sie Ihr Kind zu diesem Sprechgesang, sobald es Probleme hat, Verse und kleine Gedichte zu lernen. Auch bei Kindern mit Schul-Versagensängsten und allgemeinen Lernschwierigkeiten hat sich diese Form des singenden Sprechens sehr bewährt. Durch die stimmliche Freundlichkeit nehmen Sie dem Kind die Versagensangst.

Weitere Anregungen bekommen Sie sicherlich im Kindergarten Ihres Kindes, von Fachtherapeuten, guten und aufgeschlossenen Lehrern oder auch anderen Eltern, die mit Freude ein neues „Wir zusammen" entdeckt haben. Seien Sie mutig und erweitern Sie den Kreis der Familien ohne 'Glotze'. Abgesehen von den äußerst wenigen und geeigneten Sendungen für Kinder hat sie darüber hinaus nichts im Kinderzimmer zu suchen! Es sei denn, Sie wollen Ihr Kind an ein unkontrolliertes Massenmedium verlieren.

Für ganz problematisch halte ich Eltern, die ihrem Kind bei allem, was diese tun, zurufen „Paß auf" oder sogar „Laß das, das kannst du nicht", statt beim 'waghalsigen' Turnen des Kindes leise ermunternd neben ihm zu sein. Kinder werden unsicher bei diesen ständigen Ermahnungen und wissen nicht, wovor sie sich eigentlich in acht nehmen sollen, weil sie ja noch gar nichts erlebt haben. Viele Kinder schreien deswegen auch lauthals Protest, wenn sie denn nun wirklich gefallen sind – und die Mütter hacken wieder auf ihnen herum. Dagegen läßt dieses von Herzen kommende: „Komm her, ich heb Dich auf", wenn ein Kind gefallen ist, den kleinen Kummer sofort vergessen.

13. Bemerkungen über Ernährung und Ohr

Ein gestörtes Säure-Basen-Gleichgewicht zieht, wie man weiß, die verschiedensten Krankheiten nach sich wie z. B. Gicht oder Rheuma. Da es auch bei meinen Patienten immer mehr Hinweise für den Zusammenhang von Mittelohrentzündungen, Ohrergüssen und Ohrgeräuschen (Tinnitus*) und organischer Übersäuerung gab, ging ich dieser Frage mit einem Eigenversuch nach. Ich aß mehrere Tage lang alles, was im Körper säuert, und stellte die Menüs in ungesunder Reihenfolge zusammen. Nach einigen Tagen hörte ich meine eigene Stimme mit einer Art Nachhall, laute Stimmen und Geräusche wurden von einem unangenehmen, tieftönigen 'Flattern' hinterm Trommelfell begleitet. Ein an- und abschwellendes Zischen und ein gelegentliches hohes Piepsen erschreckten mich. Ich fühlte mich unwohl, hatte Blähungen, Verstopfungen und besonders oft Sodbrennen, schlief schlecht und war tagsüber müde. Meine Grundstimmung war auch nicht besonders heiter. Nachdem ich mich so richtig lustlos und, wie ich meinte, grundlos angestrengt fühlte, mir das morgendliche Aufstehen immer schwerer fiel und ich ungewohnterweise, trotz eines permanenten Völlegefühls mehr Hunger und Eßlust hatte, begann ich solange mit der Zubereitung einer Trennkost (wobei ich dieses Mal ein Zuviel an Fleisch vermied), bis ich mich wieder wohl fühlte. Innerhalb der nächsten etwa 8-10 Tage ließ auch das Wummern im Ohr nach. Der Tinnitus* trat gelegentlich noch auf, ging aber innerhalb kürzester Zeit immer wieder weg und blieb schließlich ganz aus. Nach diesem Erlebnis las ich natürlich alle möglichen wissenschaftlichen Arbeiten, um die Frage „Ohr und Ernährung" zu klären und stieß u.a. auf folgenden Hinweis: „Die Haarzellen verbrauchen Sauerstoff und Glukose in Abhängigkeit von ihrer Beanspruchung. Der Stoffwechsel ist um so größer, je mehr Reizfolgestrom durch sie hindurchfließt. Man kann zeigen, daß das Bestandspotential abhängig ist vom Sauerstoffpartialdruck (Druck aller Teile eines Gemisches auf die Gefäßwand) des arteriellen Blutes". (...) „Als Folge einer Übersäuerung der (Haar)Zelle kann der Zellkern anschwellen. Hält diese Übersäuerung zu lange an, kann der Zellkern platzen und die Zelle degenerieren" (Hellbrück). Auf Grund dieser Ausführungen und meiner persönlichen Erfahrung habe ich mir angewöhnt, das Thema der Übersäuerung bei meinen Patienten anzusprechen und sie zu einer bewußteren Ernährung bzw. Ernährungsumstellung zu ermuntern. „Der Körper verfügt über bestimmte Regelmechanismen, sogenannte Puffersysteme, die immer wieder für einen Ausgleich sorgen. Lebensmittel mit einem hohen Eiweiß- oder Kohlenhydratgehalt sind mehr säurebildend. Eine Untersuchungen von Vegetariern hat ergeben, daß deren Urin einen basenreicheren pH-Wert hatte als der sogenannter Mischköstler" (Heintze). Der Neutralwert liegt bei 7. Der pH-Wert im Blut liegt zwischen 7,30 bis 7,44. Bei einer Verschiebung dieser Werte kann es, wie schon gesagt, zu erheblichen Gesundheitsstörungen kommen. Der pH-Wert in den Zellen ist jedoch ein anderer als der im Blut. Bei entsprechenden Untersuchungen (z.B. auf Tinnitus*) sollte daher immer auch der Zellen-pH-Wert berücksichtigt werden.

In fast allen Ernährungsbüchern wird, herausgehoben oder nebenbei, eine säurearme bzw. basenreiche Kost empfohlen. Die Zusammenstellungen der einzelnen Menüvorschläge in solchen Büchern beinhalten diese Empfehlung in den meisten Fällen, wobei vielfach und zusätzlich auf die Trennung von eiweißreichen Nahrungsmitteln und kohlenhydratreicher Kost hingewiesen wird. „Der erste Schritt, um seinen Stoffwechsel anzuregen, ist, eine bestimmte Ordnung in das tägliche Essen zu bringen und seine Ernährung entsprechend darauf einzustellen" (Summ). Ein weiteres, sehr eindrückliches Beispiel für den Zusammenhang von Übersäuerung, Hörverarbeitungsproblemen und Hörbeeinträchtigungen mag der nachfolgende Bericht verdeutlichen: Die Patientin kam wegen massiver Höreinbußen und Ohrgeräusche zu mir. Zusätzlich zu diesen wurden Hörverarbeitungsstörungen diagnostiziert. Sie war sehr deprimiert, zumal sie erst einige Wochen später mit der audio-vokalen Therapie beginnen konnte. Da sie von 'zuviel Naschen' sprach, wies ich sie auf den Zusammenhang Ohr und Übersäuerung des Körpers hin und empfahl ihr, in der Zeit bis zur Aufnahme der Behandlung eine Ernährungsumstellung zu beginnen. Als die Patientin nach einigen Wochen wiederkam, berichtete sie von erstaunlichen Verbesserungen nicht nur ihres eigenen Wohlbefindens, sondern auch der der Familienmitglieder, die die andere Art der Speisenfolge mitgemacht hatten. Die eine Tochter sei nach ca. 14 Trennkost-Tagen mit guten Leistungen aus der Schule gekommen. Diese hielten weiterhin an. Die andere, etwas pummelige Tochter, habe abgenommen und fühle sich in ihrer gesamten Grundstimmung weitaus besser. Sie selbst höre sehr viel besser und ihre Eigengeräusche im Ohr seien gemildert. Der Hörverarbeitungstest ergab, auch für mich überraschend, eine nicht nur verbesserte Hörkurve, sondern eine der Norm angepaßte. Die Hörverarbeitungsprobleme waren gemildert.

Diese und ähnliche Beobachtungen mache ich immer wieder dann, wenn eine konsequente Ernährungsumstellung erfolgt. Zappelige Kinder mit schlechter Konzentration und hoher Ablenkbarkeit wurden ruhiger, aggressive oder auch weinerliche Kinder wurden unter einer bewußt säurearmen Kost ausgeglichener, hörten besser hin und waren somit leichter lenkbar. Man kann also bei diesen zusätzlichen Besserungen davon ausgehen, daß eine frühere Übersäuerung des Körpers vorlag. Auch bei den Patienten, die sich scheinbar ausgewogen ernährten, hat der Hinweis auf gezielte Menüzusammenstellungen zusätzliche positive Wirkungen gezeigt. Da die medizinischen Beweise für dieses Phänomen 'Säure und Ohr' bisher recht spärlich sind bzw. noch nicht in wünschenswerter Weise belegt wurden, sei hier jedem Leser angeraten, eine Ernährungsumstellung mit dem Arzt zu besprechen, ganz besonders, wenn es sich um Kinder handelt. Prinzipiell empfiehlt es sich, in regelmäßigen Abständen, oder nach einer schweren Erkrankung, den Mineral- und/oder Vitaminstatus feststellen zu lassen. Soll der Körper in einem gesunden Gleichgewicht sein, müssen wir darauf achten, daß unsere Ernährung zu etwa 80% basenreich bleibt.

14. Hinweise zu therapeutischen Abläufen

14.1 Allgemeines

Vor jedem Hörverarbeitungstest sollte immer eine Untersuchung bei einem HNO-Arzt stattfinden. (Ohrenschmalz, Paukenergüsse, Trommelfellreizungen, anatomisch*/pathologisch* bedingte Veränderungen u.a.m).

Für den Hörverarbeitungstest ist die aktive Mitarbeit des Kindes/ Erwachsenen gefordert. Die einzelnen Testfragen werden jeweils getrenntohrig ermittelt. Mit diesem objektiv ermittelten Hörbild können wir uns ein erstes Bild davon machen, wie der Hörende das Gehörte verarbeitet (Leupold). Manuelle Tests ergänzen das audiometrische Ergebnis und können weitere Hinweise auf sensomotorische Störungen geben. Die Anamneseerhebung rundet das Bild ab. Diese Untersuchung kann bis zu 3 Stunden dauern. Erst danach kann das audio-vokale Therapieprogramm erstellt werden.

Bevor man mit der audiometrischen Prüfung beginnen kann, muß das Ohr ausgeruht sein. Schon nach einer einstsündigen Autofahrt können sich die ersten spürbaren Erschöpfungen im Ohr zeigen. Diese können sich als Dröhnen, Druckgefühl, leichte Desorientiertheit u.a.m. bemerkbar machen. Deshalb ist es nötig, eine mindestens 30 minütige Wartezeit einzuplanen, bevor der Horchtest begonnen werden kann. Diese Empfindlichkeit oder besser Befindlichkeit des Ohres liegt daran, daß die Zilien* (Hörnervenenden) in einer lymphatischen Flüssigkeit liegen bzw. sich mit und in dieser bewegen. Wurde das Ohr durch Fahrgeräusche, zusätzliche Vibrationen und Schwingungen dauerbelastet, kann es zu akustischen Irritationen des Probanden während des Testes kommen. Würden wir dem Ohr vor dem auditiven Test also nicht genügend Ruhe und Regenerationsmöglichkeit gewähren, hätten wir kein objektives Hörtestergebnis. Der Interessent einer solchen Abklärung muß also in jedem Falle die damit verbundene Ruhezeit großzügig bemessen.

Während des gesamten Horchtrainings sollten alle anderen Therapien ruhen, damit eine Überbelastung des Zentralnervensystems vermieden wird. Der Kontakt zu den einzelnen Therapeuten sollte jedoch unbedingt erhalten bleiben. Es wäre in jedem Falle gut, wenn vor der auditiven Behandlung ein Ist-Zustandsbild von dem jeweiligen Kollegen angefertigt werden würde. Die mit dem auditiven Training zusammenhängende Entwicklung läßt sich mit einem solchen zuverlässiger und objektiver voraussagen. Dieses könnte mit der Zeit dazu beitragen, die Krankenkassen für diese Behandlungsmethode aufzuschließen. Leider kann heute noch nicht davon ausgegangen werden, daß die Horchkur die finanzielle Unterstützung durch die verschiedenen Kostenträger finden wird. Da es aber durchaus Einzelfallentscheidungen zugunsten des Patienten gibt, sollten Anträge in jedem Fall gestellt werden.

14.2 Warum müssen manche Mütter/Väter die audio-vokale Therapie mitmachen?

Diese Frage wird oft gestellt, da das Einbeziehen der Mutter in die Behandlung bei allen herkömmlichen Therapiemethoden in dieser Form nicht üblich ist. In der audio-vokalen Integration und Therapie wird – wie inzwischen vielfach dargestellt – vom Anbeginn des Hörens ausgegangen. Dieses beginnt im Leib der Mutter und bleibt durch die starke Symbiose von Mutter und Kind noch lange nach der Geburt erhalten, bei manchen Menschen ein ganzes Leben. („Der ist noch nicht abgenabelt / die Mutter kann ihn nicht loslassen" usw.). Da die Mutter des zu behandelnden Kindes durch die Höreinflüsse auch ihrer Mutter und diese wiederum durch deren Mutter usw. geprägt wurde, kann es zu familiären Hörgewohnheiten und Eigentümlichkeiten kommen, die sich, über Generationen gewachsen, nun bei dem Kind ungünstig auswirken. Um auszuschließen, daß es bei der Mutter keine auditiven Wahrnehmungsprobleme gibt, muß das Hörverhalten der Mutter untersucht werden. Die Väter werden zur audiometrischen Abklärung gebeten, wenn sich ganz besondere Probleme in der Vater-Kindbeziehung zeigen.

Bei Adoptiveltern und Eltern von autistischen Kindern, manchmal auch bei Kindern, die zu klein für den Hörverarbeitungstest sind, ihn noch nicht aktiv mitmachen können oder nicht verstehen, müssen manchmal die Hörtests von beiden Eltern ermittelt werden. Die Eltern-Untersuchungen ermöglichen weitere Hinweise zum Verständnis der Probleme des Kindes bzw. können anlagebedingte Befunde aufzeigen. Sollten diese Mutter-/Vatertests außerdem ergeben, daß sich eine äußerst ungünstige Konstellation zur eigenen Person oder der des Kindes zeigt, wird auch von der Mutter/dem Vater bzw. von beiden Eltern eine Anamneseerhebung notwendig. Bestätigen diese weiteren Untersuchungen den Horchtestbefund, muß auch die Mutter bzw. müssen beide Eltern zwingend selbst eine auditive Therapie durchlaufen. Sollten sie sich weigern, kann nicht mit dem Kind gearbeitet werden. Die Erfahrung hat gezeigt, daß bei einer nicht regulierten, ungünstigen Mutter- oder Elternstruktur die Therapieerfolge bei dem Kind ausbleiben.

14.3 Die Abfolge der audio-vokalen Therapie

Sie wird in die Phasen A, B und C eingeteilt. Die Phasen A1 und A2 beinhalten die Eingewöhnungsphase in die gefilterte Klangwelt.

In Phase B wird vorwiegend die hochgefilterte Mutterstimme angeboten. Der Hörer befindet sich in dem sogenannten aquatische Klangmilieu. Mit diesem wird die Erinnerung an prä-, peri- und postnatale Hörerlebnisse eingeleitet und die Aufarbeitung von Blockaden, zunächst nonverbal mit Farben und Formen, ermöglicht.

Phase C beinhaltet die audio-vokale Selbstkontrolle, also die Eigenarbeit (Logopädie, Stimmbildung) im Sprachlabor.

Phase B und C können mehrere Abschnitte enthalten, je nachdem, welche Probleme auftauchen und wie schnell sie verarbeitet werden können. Wann die jeweilige Entwicklungsphase beendet ist, zeigen uns die Hörverarbeitungstests, das Ergebnis im Umgang mit Farben und Formen und die Eigenerfahrung bzw. deren Umsetzung in das Alltagsleben, Familie, Kindergarten, Schule oder Arbeitsplatz. Bei manchen Patienten kann es möglich sein, daß ein Überwechseln in herkömmliche Methoden als weitere Maßnahme empfohlen wird.

Nach jeder 30. Sitzung bzw. nach jeder Phase wird ein Abschlußhorchtest gemacht und eine drei- bis vierwöchige Horchtrainingspause verordnet. In dieser klingen die neu gewonnenen auditiven Eindrücke nach und können in den Alltag aufgenommen werden. Zu Beginn jeder neuen Phase findet ein neuer Hörverarbeitungstest statt, der mit dem Teilnehmer besprochen wird. Diese Abschluß-Anfangstests zeigen uns die objektiv gemessenen Veränderungen in der therapiefreien Zeit auf. Die Ergebnisse sollten dem Hörer noch vor seiner eigenen, subjektiven Schilderung über seine Erfahrungen und Veränderungen vermittelt werden. Mit diesem Verfahren kann das Ergebnis objektiver mit den Ausführungen des Patienten verglichen werden.

14.3.1 Warum Eingewöhnungsphase?

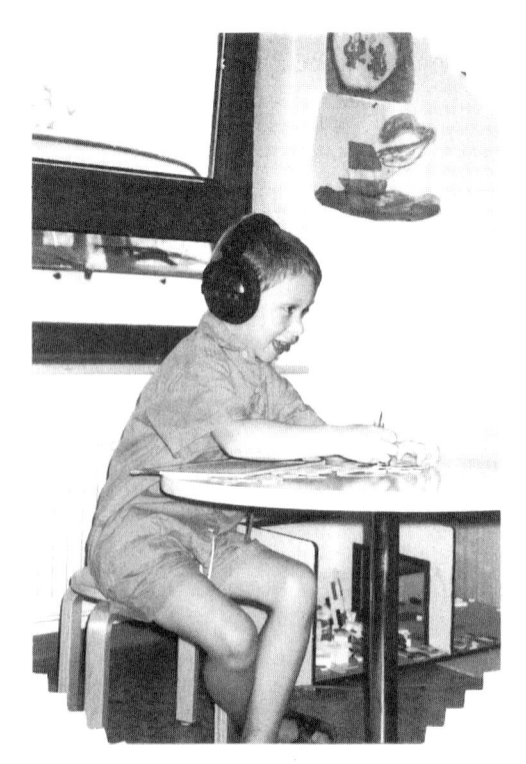

Jede Phase beinhaltet ca. 8 Arbeitstage mit jeweils vier etwa halbstündigen Horchtrainingssitzungen. So auch Phase A1. Sie ist die sogenannte Eingewöhnungsphase, in der das Ohr an die noch sehr ungewohnten (und für manchen Hörer zunächst unangenehmen) gefilterten Töne gewöhnt wird. Da hohe, obertonreiche Klänge der Grundstein der audio-vokalen Therapie sind, braucht das Ohr eine Zeit der Gewöhnung, bis es den Schutzmechanismus für Unangenehmes 'abgeschaltet' hat und die neu angebotenen Frequenzen hören mag. Damit das Ohr dieses Klangangebot nicht wieder vergißt, wird direkt im Anschluß daran die Phase A2 begonnen, in der vermehrt die pränatalen Klänge zum Einsatz kommen. Diese werden mit Hilfe hochgefilterter Musik von Mozart oder der entsprechend gefilterten Stimme der Mutter angeboten. Gleichzeitig 'lernen' gestreßte, immer 'auf dem Sprung sitzende' Hörer, sich zu entspannen und ein neues Vertrauen von 'Ich lasse mich ganz ein' zu gewinnen. Gerade Mütter von verhaltensgestörten, hyperkinetischen Kindern können schlecht 'abschalten'. Sie erwarten jeden Moment irgend eine von dem Kind verursachte Schwierigkeit. Da in meiner Behandlung Kinderbetreuer eingesetzt werden (auch zum Führen von lückenlosen Verlaufsprotokollen), können diese Eltern lernen, sich nur auf sich selbst und ihr Wohlergehen zu konzentrieren.

Die Phasen A1 und A2 umfassen insgesamt 60 Sitzungen, wobei täglich vier Klangangebote zu hören sind. Die Horchzeit dauert pro Tag also zwei aufeinanderfolgende Stunden. Nach kurzer Zeit wird diese Stille und das 'Für-sich-sein' allgemein als sehr angenehm empfunden. Während dieser passiven Phase der 'Horchkur' darf gespielt, gemalt oder auch geschlafen werden. Letzteres kann mit zunehmender 'Übung' ein Zustand von Wachschlaf mit gänzlicher Auflösung der Tagesprobleme werden. Wie nötig gerade dieser viel zu lang vermißte Zustand der tiefen Ruhe ist, schildern uns die Klienten immer wieder mit viel Erstaunen und Dankbarkeit, ja bitten manchmal um 'Schlafplätze'. Auch Kinder und besonders Jugendliche verbringen oft mehrere Sitzungstage im Schlaf, zusammengerollt wie Päckchen – ganz besonders dann, wenn sie sich in einem intrauterinen Klangmilieu befinden. Oft finden hier schon die ersten Regulierungen in der Hörverarbeitung statt, also nach kaum drei Wochen!

14.4 Die Phase der seelischen Aufarbeitung

Da die Gewöhnung an die hohen Klänge mit der ersten Phase gewährleistet und abgeschlossen ist, kann jede weitere Horchperiode zeitlich auf jeweils 8 Arbeitstage à vier Sitzungen begrenzt werden. In dieser Phase B können weiterhin Regulierungsmöglichkeiten der auditiven Ordnung angesprochen werden. In ganz besonderem Maße findet jetzt die akustische Erinnerung an vorgeburtliche Hörerlebnisse, also die nonverbale Zeit, statt. Sie macht die Aufarbeitung von Störungen, Verlustgefühlen und Ängsten aus jener Zeit der frühen Kindheit möglich. Im einzelnen stammen die oben beschriebenen Fallbeispiele aus dieser Horchtrainingsphase. Da die einzelnen Erlebnisse verschüttet oder weit in das Unterbewußtsein, ja sogar in die Verdrängung, 'Verbannung' abgeglitten sein können, kann die Phase B mehrere Abschnitte beinhalten. Anfangs- und Abschlußtests mit Gesprächen geben die entsprechenden Auskünfte, ob und wann die akustische Geburt eingeleitet bzw. in die C-Phase übergewechselt werden kann. In manchen Fällen kann aber auch schon gegen Ende dieses Abschnittes B ein kurzes Sprechübungsprogramm mit dem Horchtrainer beginnen.

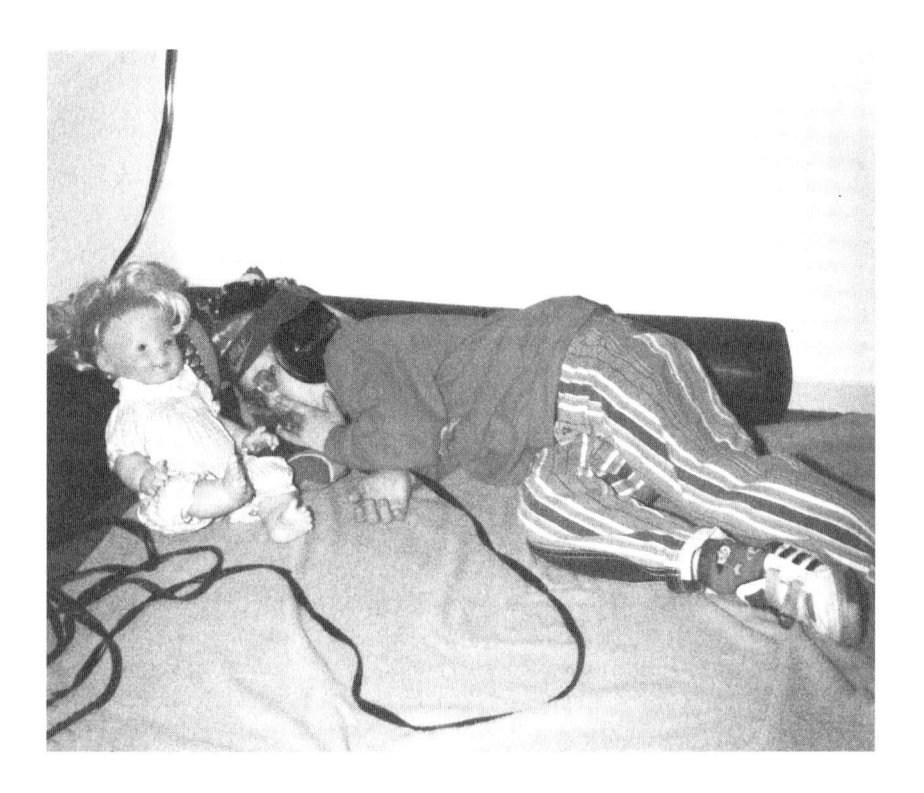

14.5 Neue Wege zur Sprech-, Singe- und Fremdsprachenschulung

Die Phase C des auditiven Trainings geht ganz in das aktive logopädische oder stimmtherapeutische Training über und kann ebenfalls mehrere Abschnitte beinhalten. Dieses Training dient der audio-vokalen Selbstkontrolle (sich selbst zuhörend). Das Wesen der Sprache ist nicht nur das, *was* wir von anderen Gesprächsteilnehmern hören, sondern vor allen Dingen die Art und Weise, *wie* wir damit umgehen bzw. *wie* wir etwas sagen. Atmung und Lautkraft,

Stimme und Stimmung, Horchen und Körperhaltung gehören zusammen. Dieses 'Wie sage ich was' zu erkennen, körperlich zu fühlen, bei sich selbst zu hören und es in den Alltag, in jede sprechende Situation umsetzen zu können, ist das Ziel dieser Übungsphase. Dieses Sich-selbst-hören wird in Verbindung mit dem gleichen Hörsimulator geübt, der auch schon bei allen vorherigen Sitzungen angewandt wurde. Wie schon in Kapitel 6 angedeutet wurde, kann ich mit der Schaltung der elektronischen Geräte auf die ganz persönliche Horch- und Sprechstruktur des Übenden eingehen. Während einer ca. 30-minütigen logopädischen Therapie oder Stimmbildung wird die Ausdrucksweise des Übenden durch die Simulation mit dem Horchtrainer in seinem Hör- und Sprachbewußtsein verstärkt und als Rückwirkung durch sein eigenes Sprechen verdeutlicht. Gleichzeitig hört der Übende aus den vorgegebenen Sprechmustern, wie er seine eigene Sprache und Sprechweise verändern kann. Die technische Regulierung der jeweiligen Sprechgeschwindigkeit (ethnische Latenzzeitanpassung), die Verstärkung des Horchens über seine eigene Knochenleitung und die auditive Lateralisierung auf das rechte Ohr vervollständigen die sprach- und stimmtherapeutischen Maßnahmen in einer so grundlegenden Weise, daß man sich über die schnellen und positiven Verbesserungen eigentlich nicht wundern muß, wenn man den physio-funktionellen Zusammenhang aller am Sprechen beteiligten Vorgänge bedenkt. Im Gegensatz dazu kennen wir alle die Enttäuschung, wenn wir uns selbst zum erstenmal auf einem Tonband hören und die ungläubige Frage 'Diese Stimme soll meine sein?' stellen. Die Stimme scheint abgeschnitten, flach, fremd, kalt, unpersönlich... Das liegt daran, daß wir uns mit dem Tonband sozusagen 'von außen' hören, also ohne unsere gewohnte Eigenschwingung im Körper (Knochenleitung). Lediglich das Trommelfell nimmt unsere Tönung vom Tonband auf. Während wir sprechen, ist aber unser ganzer Körper beteiligt. Die Lungen und die Hohlräume im Hals-Kopfbereich als Schwingungskörper, das Zwerchfell als Atem- und Klangstütze, die Stimmbänder als Produktionsstätte der Töne, Zunge und Mund als Formulierungswerkzeuge. Unsere Freude, Unlust oder Trauer sind die seelischen Beigaben und zeigen den Moment der psychisch-physischen Situation, in der wir uns gerade befinden. Das alles spüren wir, die meisten Menschen jedoch ganz unbewußt. Erst, wenn wir uns vom Tonband hören, 'fehlt etwas'. Hinzu kommt noch, daß unsere Knochen die Töne in uns weitertragen, besonders die Wirbelsäule und der Schädel. Dessen Hohlräume geben uns das Gefühl der Klangfülle, die wir nun vermissen. Und genau diese Klangfülle übermittelt uns der Hörsimulator bei der audio-vokalen Übung. Er gibt unsere Stimme genau so in unser Ohr, wie wir sie in uns fühlen. Mit diesem Effekt ist es möglich geworden, sich auf eine für uns neue, natürliche und angenehme Weise 'von außen' zuzuhören, jetzt aber ohne dieses Fremdheitserlebnis. Damit können wir besser und gleichzeitig korrigierend auf unser stimmliches und sprachliches Verhalten einwirken. Unsere Emotionen sind für diesen Part der Übung ausgeschaltet und wir lernen sozusagen, analytisch und selbstkritisch hinzuhören und angemessen zu sprechen. Ganz besonders gut gelingt diese Übungsphase (im Gegensatz zu herkömmlichen Übungsmethoden), weil nicht nur das rechte Ohr als Kontrollohr (kürzere Horchbahn zum Sprachgehirn) dazugeschaltet wird, sondern auch die Latenzzeit der entsprechenden ethnischen Sprach- und Hörgewohnheit. Das übt in geradezu perfekter Weise die Hemisphärendominanz und den feinmotorischen, rhythmisch-artikulatorischen Ablauf. Hiermit wird auch das kinästhetische Empfinden für den gesamten Sprachraum bewußt gemacht. Sprechen und Singen wird damit zum ganzkörperlichen Erleben und bleibt natürlich, einmal gewonnen, erhalten.

Eine solche Horch-Sprechkur aber kann nur begonnen werden, wenn der ganze Ablauf von dem Hörenden bzw. dessen Eltern gut geplant ist und der Anwender davon ausgehen kann, keine Störungen zu erfahren. Diese sind z.B. die Nichteinhaltung der vereinbarten Termine und Folgephasen oder ein Abbruch aus nichtigen Gründen. In solchen Fällen kann keine Verantwortung für den Ausgang und die Folgen der bisherigen Sitzungen übernommen werden. Das liegt in der Natur der Sache. Ich habe hinlänglich geschildert, welche Erschütterungen und vorübergehend schwierigen Wege der Hörer durchleben und gehen kann/muß, wenn er zu seinem ureigensten Persönlichkeitskern geführt werden will. Die Erfahrungen aus früheren Forschungsarbeiten haben gezeigt, daß ein Abbruch schwere psychische Folgen haben kann. Man muß sich das so vorstellen: Mit dem intrauterinen Klangerlebnis fühlt sich der Hörer (mit voller therapeutischer Absicht und seiner vollen Einwilligung) 'in den Mutterbauch zurückgeführt'. Dort muß er solange bleiben, bis er sich selbst und dem Anwender sichtbare oder verbale Hinweise für seinen Geburtswunsch mitteilt und diese mit dem Testergebnis und seinem Verhalten übereinstimmen. Als ergänzende Beurteilung dienen die von dem Hörer 'unter dem elektronischen Ohr' angefertigten Zeichnungen, Gespräche, seine innere und äußere Haltung usw. Erst dann kommt er klanglich wieder 'auf die Beine'. Erst wenn dieser Teil abgeschlossen ist, d.h. wenn wir mit der Arbeit im Sprachlabor beginnen können, ist ein Ausscheren ohne große Problematik möglich – obwohl er dann dieses herrliche Erlebnis des *Ich spreche, ich bin*' nicht erleben kann.

Kinder, die sich mit dem Erlernen einer Fremdsprache schwer tun, sollten (möglichst vor einem Auslandsaufenthalt) in einem Hörverarbeitungstest geprüft werden, ob das Ohr gerade für *diese* zu erlernende Sprache (un)geeignet ist. Die Konsequenz wäre, eine andere Fremdsprache anzubieten oder das Ohr für die gewählte Fremdsprache in einem audio-vokalen Training zu schulen. Letzteres hätte das Ergebnis, daß z.B. die Frequenzen wieder gehört werden können, die zuvor 'ausgeblendet' wurden. Im Englischen würden das z.B. die Frequenzen um 4000 Hz sein, im Französischen die um 1000 Hz gelegenen, also immer der jeweils ethnischen Hör- und Sprachkurve entsprechend. Gleiches kann man übrigens auch bei der Wahl eines Musikinstrumentes herausfinden. Sie zeigen eine Bandbreite ihrer Schwingungen und können mit den Hörkurven und -gewohnheiten des Prüflings verglichen werden.

15. Anwendungsbereiche

Alle zentralen Hörverarbeitungsstörungen können mit den nachfolgend aufgeführten Wahrnehmungsproblemen (als völlig isolierte Störungen) einhergehen. Das bedeutet, daß auch die Vorgehensweise der Therapieabfolge – die in diesem Fall ausschließlich den Hörverarbeitungsstörungen gilt – ähnlich ist.

- Sprachentwicklungsverzögerungen
- Redeflußstörungen
- Sigmatismen (Lispeln in Verbindung mit auditiven Blockaden)
- Lese-Rechtschreibeschwächen (LRS)
- Funktionell bedingte Stimmstörungen
- Psychogen bedingte Hör-, Sprech- und Stimmstörungen (Audio-Psycho-Phonologie)
- Atem-, sprech- und stimmtechnische Übungen (Sänger/ Schauspieler/ Redner)
- Intonationsprobleme
- Lateralitäts-, Koordinations- und erworbenen Haltungsstörungen
- Verbesserungen der Feinmotorik
- Schulängste, Unruhezustände, mangelnde Ausgeglichenheit
- Wiedererlangung bzw. Erhalt des Hörvermögens, auch bei alten Menschen
- Stärkung von Vitalität und Kreativität

Wesentliche Besserungen des Allgemeinzustandes wurden erreicht bei:

- Aphasien (Artikulation, Wortfindung, Merkfähigkeit, Konzentration, Feinmotorik)
- Autismus (audio/visuell/taktile Kontaktnahme, praktische Lernmöglichkeit)
- Impfschäden

- Down-Syndrom
- Cerebralen Bewegungsstörungen (Körperhaltung, Feinmotorik, Sprachanbahnung)
- Geistiger Behinderung (siehe oben)
- Schwindelzuständen ungeklärter Genese, Ménière, Hörsturz, Tinnitus*,
- Altersschwerhörigkeiten (mitunter Zurückfinden zum Hören ohne Hörgeräteversorgung)
- Regulierung der Hörverarbeitung bei Schlaganfallpatienten

Bei allen Behandlungen ist das Alter, der Schweregrad und die Dauer der Behinderung für einen Erfolg ausschlaggebend. Zuweilen muß sogar von einer Behandlung abgeraten werden.

16. Schlußwort

Unsere Welt ist zu laut geworden. Sie belastet uns mit Straßen-, Flug- und Arbeitslärm. Unsere Ruhezonen, die Wohnungen, sind viel zu eng und hellhörig und lassen kaum noch ein 'Zu-sich-selbst-kommen' zu. Digitalisierte Klänge entfremden uns unserer eigenen Resonanz. Mit Tönen aus schreienden 'Sänger'kehlen wird unser Hörempfinden gequält, bis wir uns in einen Zustand der Hörertaubung flüchten. Das ursprünglich klingende und singende Wesen Mensch ist zu einem bloßen Funktionspanzer erstarrt, nicht mehr „Natur". Die Natur aber hat uns ausgestattet mit einem horchenden und wahrnehmenden Ohr, mit einer Stimme, die in der Resonanz zu uns selbst erst richtig zu leben beginnt, mit einem Hörgefüge, das Seele, Geist und Körper steuert und zu harmonisieren versteht.

Wo ist die Mutter, der Vater, die Großmutter, die das Kind singend in die Nacht begleiten, es am Tage aufnehmen und wiegend trösten? Statt dessen werden verbale Informationen zunehmend lauter herausgetönt, sind zunehmend mit Ungeduld, Aggression und Abwehr vermischt. Selbst in manchen Arztpraxen ist man von sinnlosem Geplärre aus Lautsprechern nicht gefeit. Ein 'Sich-konzentrieren' auf das Eigentliche, das einen erwartet, ist nicht gewünscht. Ablenkung ist angesagt. Würde hier klassische Musik mit Geigen und Flöten – denn diese Instrumente haben die meisten Obertöne –, Kunstliedgesang oder auch Auszüge aus Opern bewußt eingesetzt, könnten die Konzentration auf sich selbst und Ruhe in dem wartenden Patienten wirksam werden.

„Denken ist ein motorischer Akt – oder noch pointierter: Denken ist Bewegung. Gehirn und Körper bilden eine sich selbst bewegende, sich selbst fühlende und sich selbst integrierende Einheit, ein Ganzes. (...) Denken braucht ganz offensichtlich eine motorische Entsprechung, einen körperlichen Fokus: Auf sich allein gestellt ist das Gehirn nicht fähig, seine Funktionen zu erfüllen" (Heiko Ernst). Vielleicht ist das der Grund, warum die Audio-Psycho-Phonologie um die ganze Welt geht? Es gibt inzwischen nicht nur Zentren in Europa, sondern auch in Japan, USA, Südamerika und neuerdings auch in Australien.

Trotz dieser erfreulichen Entwicklung bleibt bei mir eine Bitternis zurück und die Frage: Ist es denn wirklich so, daß wir die eigene

Natur, unser Horchen, Fühlen, Singen und Tanzen immer mehr verschütten – um sie dann mit Hilfe von Therapeuten und hohen finanziellen Aufwendungen wieder auszugraben? Ich denke, es ist hohe Zeit, daß wir erkennen: Nicht nur in der häuslichen Umgebung oder im Kindergarten sollten musische Bereiche gezielt angesprochen und gefördert werden, sondern ganz besonders auch in der Schule. Da, wo vielfach die Angst zu Hause ist, muß durch kreatives und angstfreies Lernen eine Umstrukturierung zum seelischen und geistigen Wohl des heranwachsenden Erdenbürges geschaffen werden, die sich in seiner Kreativität widerspiegeln kann. Es darf nicht sein, daß die musischen Elemente in uns durch Dekrete und Mißachtung verschüttet werden, daß die musische Erziehung zum Stiefkind degradiert wird oder uns ganz abhanden kommt.

„Du bist verantwortlich für das, was Du Dir vertraut gemacht hast" sagte der Fuchs zum kleinen Prinzen (Antoine de Saint-Exupéry).

Glossar

A

afferent: Aufsteigend, hinführend, das zum Organ hinführende Gefäß, Nerven etc.

ak. Irritationen: Akustische Irritationen: Der Proband hört gewisse Frequenzen jeweils auf dem anderen Trommelfell

ak. Spatilisation: Akustische Spatilisation => akustische Raumorientierung. Wird auf der Knochenleitung ermittelt

Analyse: Zerlegung, Untersuchung

Anamnese: Vorgeschichte des Patienten. Sie gliedert sich in die Familie A., in die eigene A. (frühere Krankheiten), Berufs-A. und A. zu derzeit vorliegenden Erkrankungen, Therapien usw. Die A. ist neben den anderen Untersuchungsbefunden eine gleichwertige Erhebung zur Stellung der Diagnose

Anatomie: (griech.) Zergliederung, Lehre von der Form und dem Bau des Körpers. Es gibt eine normale, gesunde A. und ein pathologische, also kranke A.

antagonistisch: hier: Gegenspiel zweier Muskelgruppen. Die eine zieht sich zusammen, die andere muß sich in die Länge dehnen. (Hand zur Faust machen, Finger krümmen)

Artikulation: Deutsche Sprachlautbildung. Zusammenspiel der für den Sprechablauf wichtigen Bewegungsabläufe von Zunge, Lippen, Kiefer, Gaumen

audio-: zum Hören gehörig

Audiometer, auch Akumeter genannt: Apparat zur Prüfung der Schallwahrnehmungen

Audiometrie: Hörprüfung mit Hilfe eines Audiometers

Audiogramm: Graphische Darstellung bei der elektroakustischen Untersuchung, ergibt den gefundenen Wert und die Form der Hörkurven

audio-vokale Selbstkontrolle:	Im Sinne von: Ich höre mich selbst, höre mir selbst zu. In Verbindung zu sehen mit dem Hörsimulator und der audio-vokalen Integration und Therapie und der APP
Audio-Psycho-Phonologie (APP):	Die von Prof. Dr. med. Alfred A. Tomatis entwickelte Diagnostik und Therapie des intrauterinen Hörens
Autismus:	(griechisch: autos=selbst) Kontaktstörung mit Rückzug auf die eigene Vorstellungs- und Gedankenwelt, Isolation von der Umwelt

D

Diagnose:	Erkennen und Benennen einer Krankheit
dominant:	bevorzugt, vorherrschend, dominierend
Dualismus:	Unwissenschaftliche Erklärung des Weltgeschehens und der Wirklichkeit aus dem Zusammenwirken zweier verschiedener, voneinander unabhängiger Grundgegebenheiten, des Materiellen einerseits und des Ideellen andererseits
dB:	Abkürzung für Dezibel => gibt die Lautstärken bei der Hörprüfung an (Weiteres siehe Pschyrembel)
dekonditionieren:	von alten Hörgewohnheiten wegführen
Diuretika:	Harntreibende Stoffe (Medikamente)
Dyskalkulie:	Rechenschwäche
dyslateral:	ungleichmäßig
Dyslexie:	(griechisch) veraltet für Leseleistungsschwäche

E

efferent:	herausführend

Elektronischer Hörsimulator:	Ein Gerät mit Filtern und Verstärkern und elektronischer Umwandlung von Klang und Sprache
Empirie:	(griechisch) Erfahrung. Methode der Wissensaneignung durch Beobachtung der sinnlich wahrnehmbaren Dinge und Vorgänge
empirisch:	natürliche Vorgänge beobachtend, wahrnehmend erforschend
Engramm:	Spur einer zustande gekommenen Wahrnehmung oder Empfindung im Zentralnervensystem, durch die deren Wiederweckung als Vorstellung ermöglicht wird, mnemische Spur

F

fundiert:	grundlegend

H

hyper-:	Vorsilbe => hoch, über, das Gegenteil von unter – z.B. überspannte Muskulatur
hyperkinetisch:	Pathologische (krankhafte) Steigerung der Motorik mit z.T. unwillkürlich ablaufenden Bewegungen
hypo-:	Vorsilbe => unter-, darunter, das Gegenteil von über, zu viel, z.B. unterspannte Muskulatur
Hypokinese:	(neurologisch) Mangel an Willkür- und Reaktivbewegungen, verminderte oder zu langsame Bewegungen

I

Innervation:	Versorgung der einzelnen Teile des Organismus, seiner Organe und Gewebe mit Nerven
innervieren:	Anregung der Nervenzellen/-bahnen z.B. durch Schall- oder Schwingungsimpulse, damit die ein-

	zelnen Organe erreicht bzw. (mit Energie) versorgt werden können
Intonationsprobleme:	Die Stimme kann sich nicht auf bestimmte Tonhöhen einstellen. =>Tonhöhendikrimination
irreparabel:	nicht wiederherstellbar, nicht heilbar

K

kausal:	(lateinisch: causa = Ursache) ursächlich
Kinesis:	Bewegung
Kinästhesie:	Bewegungsempfindung, 'Tiefensensibilität', z.B. das Empfinden im Mundraum. Wichtig für das Erlernen der Sprache
kortikal:	von der Hirnrinde ausgehend, in der Hirnrinde lokalisiert

L

Lingua:	Zunge
lingual:	die Zunge betreffend

M

Mutismus:	(lateinisch: mutus = stumm) Stummheit bei erhaltenem Sprachvermögen und intakten Sprechorganen. Vorkommen: bei depressivem Syndrom, akuter Schrecksituation, Negativismus u.a.
mutistisch:	Stummheit bei erhaltenem Spachvermögen und intakten Sprechorganen
Motorik:	kortikal (von der Hirnrinde ausgehend) kontrollierte, willkürliche Bewegungsvorgänge

N

nervös:	nervlich, die Nerven betreffend

O

Ontogenese:	Keimentwicklung des Individuums
oto-:	Wortteil (Vorsilbe) für Ohr(en), Gehör
ototoxisch:	auf das Gehörorgan (vor allem den Nervus vestibulocochlearis) toxisch (giftig) wirkend

P

Pathologie:	(griechisch) Lehre von den krankhaften Lebensvorgängen und Entwicklungsstörungen sowie ihren Folgen
pathologisch:	krankhaft
perinatal:	die Zeit um die Geburt
Perinatalperiode:	39. Schwangerschaftswoche bis 7. Lebenstag betreffend
peripher:	den Umkreis betreffend
Phono-:	auch Phon, Phoni, Wortteil mit der Bedeutung Ton, Laut, Stimme, Sprechen
Phonologie:	betrifft das Tönen, Sprechen, Singen
Populationsregulativ:	Eingreifen in die Gesamtheitsentwicklung von Menschen, Tieren, Organismen und Mikroorganismen, die sich hinsichtlich bestimmter Kriterien gleichen
postnatal:	(lateinisch: natalis = die Geburt betreffend) nach der Geburt
pränatal:	vor der Geburt
präventiv:	vorbeugend, verhütend

Presbyakusis:	Altersschwerhörigkeit, reine Innenohrschwerhörigkeit infolge des physiologischen (körperlichen) Abbaus
primär:	das Erste, anfänglich, ursprünglich
Prophylaxe:	umfassender Begriff für präventive (vorbeugende) Medizin, Krankheitsverhütung
Psyche:	Seele: Die subjektive Seite der Wechselbeziehungen zwischen menschlichem Organismus und Umwelt, die besondere Art der Widerspiegelung der Umwelt durch die höhere Nerventätigkeit des Menschen, in der die beiden Signalsysteme zusammenwirken
Psychoanalyse:	Lehre und Behandlungsmethode Sigmund Freuds und seiner Schule. Sie stellt den Versuch dar, jeweils im Einzelfall verborgene Beweggründe für bestimmte Haltungen und Handlungen sowie für Symptome bei Neurosen aufzudecken
Psychopharmaka:	Medizin, die auf die Seele wirkt
psychosomatisch:	Seelisch-körperlich. Der Begriff dient im allgemeinen zur Bezeichnung von körperlich feststellbaren Reaktionen des Organismus auf verwickelte Reize im Bereich der gesellschaftlichen Umwelt bei meist dualistischer* Gegenüberstellung von Körper und Seele im Sinne eines Nebeneinanders

R

Relevanz:	Wichtigkeit
rudimentär:	verkümmert, resthaft, zurückgeblieben
rudimentäre Organe:	Mehr oder weniger funktionsuntüchtige Organe, die aber bei den stammesgeschichtlichen Vorfahren voll ausgebildet waren

S

sekundär:	zweitranging, im zweiten Schritt folgend
Selektion:	Auslese. Nach Darwin (Selektionslehre) die Auslese der Natur zur Veränderung und Höherentwicklung der Lebewesen und Pflanzen zum Überleben und Anpassen an immer neue Naturgesetze
Semantik:	Wortbedeutung
Sigmatismus:	Lispeln
Soma:	(griech.) Gesamtheit der Körperzellen im Gegensatz zu den Geschlechtszellen
Stagnation:	Stockung, fast völliger Stillstand
Symbiose:	Zusammenleben artverschiedener Organismen zu gegenseitigem Nutzen
Symptom:	(griech. symptoma = Begleiterscheinung) Krankheitszeichen
Synapsen:	Kontaktstellen zwischen Nervenzellen bzw. Nervenzellen und dem Plasmalemm anderer Zellen (Sinnes-, Epithel-, Muskelzellen)
Syndrom:	(griech.: syndromos = mitlaufend, begleitend). *Syndromenkomplex* = Gruppe von gleichzeitig zusammen auftretenden Krankheitszeichen

T

taktil:	das Tasten betreffend
temporär:	(lateinisch) zeitweilig
Thalamus:	Eine Ansammlung grauer Kerne im Zwischenhirn. Er ist das Tor zum Bewußtsein und ist in alle zur Großhirnrinde ziehenden Sinnesbahnen eingeschaltet. Er wirkt bei der Koordination der Empfindungen mit und ist auch noch in efferente* Leitungsbahnen eingeschaltet.
Tinnitus:	(lateinisch) Geklingel, *auris* = Ohr => Ohrgeräusche

toxisch:	Ausdruck für giftig, giftig machend, wobei in erster Linie an organische bzw. organisierte Gifte gedacht wird, die aus der organischen bzw. lebenden Welt stammen, wie z.B. Antibiotika

V

vertäuben:	Ein Ohr 'taub' machen. In der Hörprüfung (Audiometrie) wird einem Ohr ein Rauschen unterlegt, um ein objektiveres Hörergebnis auf dem Prüfohr zu erzielen

Z

Zilien:	Wimpern, Wimperhärchen, z. B. Wimpernhaare an den Augenlidern. In diesem Falle sind die pinselartigen Nervenenden im Hörorgan (Cochlea) gemeint. Sie empfangen die Schallimpulse und sind für deren Weiterleitung zuständig

Literaturnachweis und empfohlene Bücher zu den einzelnen Sachthemen

Ayres, A. Jean: Bausteine der Kindlichen Entwicklung, Springer-Verlag, Berlin/Heidelberg/New York/Tokyo 1984

Albrecht, Patricia: Diagnose und Therapie von Wahrnehmungsstörungen, nach A. Jean Ayres, verlag modernes lernen, Borgmann KG, Dortmund 1985 (jetzt: Schulz-Kirchner Verlag, Idstein)

Bachmann, Helen I.: Malen als Lebensspur – Die Entwicklung kreativer bildlicher Darstellung. Ein Vergleich mit den frühkindlichen Loslösungs- und Individuationsprozessen. Klett-Cotta, Stuttgart [5]1993

Behrendt, J. E.: „Das dritte Ohr", rororo Nr. 1690, September 1988

Behrendt, J. E.: „Ich höre, also bin ich", Verlag Hermann Bauer 1989

Blechschmidt, Erich: Das Wunder des Kleinen – Die frühen Verhaltensweisen des ungeborenen Kindes, Verlag Weißes Kreuz GmbH, Vellmar-Kassel [4]1990

Calatin, Anne: Das Hyperaktive Kind – Ursachen, Erscheinungsformen und Behandlung, Heyne Sachbuch Verlag, München 1994

Davis, Ronald D.: Legasthenie als Talentsignal – Lernchance durch kreatives Lesen, Ariston Verlag Genf 1995

Ehmann, Hermann: Ist mein Kind Legastheniker? – Ein Ratgeber zur Lese- und Rechtschreibeschwäche, Beck´sche Verlagsbuchhandlung, München 1995

Fliegel, Steffen: Verhaltenstherapie, Wilhelm Heyne-Sachbuch-Verlag München 1994

Ernst, Heiko: Die Weisheit des Körpers, Piper Taschenbuch Verlag, 2. Aufl. 1994

Frank-Auth, Monika: Hörsturz – Auf der Suche nach den Ursachen, Psychotherapeutische und medizinische Behandlungsansätze. Georg Thieme Verlag, Stuttgart 1993

Grüttner, Tilo: Helfen bei Legasthenie – Verstehen üben, Rowohlt Taschenbuch, Reinbek

Heintze, Thomas M.: Alles über Haysche Trennkost, Falken Verlag, Niedernhausen 1994

Hellbrück, Jürgen: Hören, <Physiologie, Psychologie und Pathologie>, Hogrefe, Verlag für Psychologie, Göttingen 1993

Klessmann, Edda und Hannelore Eibach: Wo die Seele wohnt – Das imaginäre Haus als Spiegel menschlicher Erfahrungen und Entwicklungen, Verlag Hans Huber, Bern/Göttingen/Toronto/Seattle 1993

Janus, Ludwig: Die Psychoanalyse der vorgeburtlichen Lebenszeit und Geburt, Centaurus-Verlagsgesellschaft ^{2}1990

Janus, Ludwig: Das Seelenleben der Ungeborenen – eine Wurzel unseres Unbewußten, Centaurus-Verlagsgesellschaft 1990

Jung, Richard: Über Zeichnungen linkshändiger Künstler von Leonardo bis Klee: Linkshändermerkmale als Zuordnungskriterien, Semper Atentus, Beiträge für Heinz Götze, Springer Verlag 1977

Krüll, Karin Elke: Rechenschwäche was nun?, Ernst Reinhardt Verlag, München 1994

Markus, Harold H. / Fink, Hans: Candida, der entfesselte Hefepilz – Die versteckte Massenkrankheit und ihre Heilung, Ratgeber Ehrenwirth, München 1995

Markus, Michèle / Hoffmann, Alexander: SOS aus dem Innenohr – Das heimtückische / Ohrensausen, Ratgeber Ehrenwirth, München 1994, ^{2}1995

Lüss, Gabriella / Ilies, Angelika: Schlank und Fit durch Trennkost, Verlag Gräfe und Unzer, München 1993

Puchbauer-Schnabel, Konrad: Gelöste Blockaden – Abbau von Lernstörungen, Hyperaktivität, Streß. OBV Pädagogischer Verlag, Wien 1994

Ribas, Denys: Autismus – Ein Blick über die Mauer aus Schweigen, Heyne Verlag, München (Sachbuch Nr.19/372) 1995

Rohde-Köttelwesch, Esther (Hrsg.): Sehen – Spüren – Hören. Wahrnehmung integrativ betrachtet, borgmann publishing Verlag, Dortmund 1996

Rosival, Vera: Hyperaktivität natürlich behandeln, Verlag Gräfe und Unzer, München 1992

Schmeer, Gisela: Das Ich im Bild – Ein psychodynamischer Ansatz in der Kunsttherapie, Reihe >leben lernen< Nr. 79, Verlag Pfeiffer 1992

Schümann, Gertrude: Die Atem-Schriftzeichen, Florian Noetzel Verlag, >Heinrichshofen Bücher<, Wilhelmshaven 1991

Summ, Ursula: Gesund leben nach Dr. Hay, Schlank durch Trennkost. Falken Verlag, Niedernhausen1995

Teichmann, Woldemar: Leben nach dem Herzinfarkt – Risiken und Chancen, Ratgeber Ehrenwirth, München 1993

Tomatis, Alfred A.: Der Klang des Lebens, vorgeburtliche Kommunikation – die Anfänge der seelischen Entwicklung, Rowohlt Taschenbuchverlag (Nr. 8791), Reinbek 1990

Tomatis, Alfred A: Klang-Welt-Mutter-Leib, die Anfänge der Kommunikation zwischen Mutter und Kind, Kösel-Verlag, München 1993

Tomatis, Alfred A: Pourquoi Mozart?, Éditions Fixot 1991

Vollmer, Helga: Die Jahre zählen nicht – Mein Alter bestimme ich selbst, Ratgeber Ehrenwirth, München 1993

Widlöcher, Daniel: Was eine Kinderzeichnung verrät, Fischer Taschenbuch Verlag, Frankfurt 1993

Wilken, Etta / Schorn: Sprachförderung bei Kindern mit Down-Syndrom, Edition Marhold, Berlin [6]1993

Kongreßberichte

Leupold, Regina: Neue Wege zur Diagnostik und Therapie – Tomatis-Methode

und

Leupold, Regina: Horch-Verhaltensstörungen, Horchtherapie

(Beide Vorträge sind erschienen in dem Buch von Esther Rohde-Köttelwesch (Hrsg.): Sehen-Spüren-Hören, Wahrnehmung integrativ betrachtet, borgmann publishing, Hohe Straße 39, 44139 Dortmund, Bestell-Nr. 8118)

Buchempfehlungen zum Thema 'Audio-Psycho-Phonologie' von Alfred A. Tomatis

„L´ Oreille et le Langage", Édition du Seuil, collection Points-Sciences, 1963

„Éducation et Dyslexie", Éditions ESF, 17, rue Viète, 75017 Paris, collection sciences de l' Éducation, 1972

„De la communication Intra-Utérine au Langage Humain"

„Vers l' Écoute Humaine", tomes I et II. Éditions ESF, 17, rue Viète, 75017 Paris, collection sciences de l' Éducation, 1974

„L' Oreille et la Vie". Éditions Robert Laffont, collection Réponse – Santé, Paris 1977 et 1990

„La Nuit Utérine", Éditions Stock, 1980

„L' Oreille et la Voix", Éditions Robert Laffont, 1987

„Les Troubles Scolaires", Éditions Ergo Press, 1989

„Vertiges", Éditions Ergo Press, 1989

„Nous sommes tous nés polyglottes, Éditions Fixot, 1991

„Neuf mois au Paradis", Editions Ergo-Press, octobre 1989

„Pourquoi Mozart?" Edition Fixot, 64, rue Pierre Charron, 75008 Paris, 1991

Ihre Praxis ist unser Programm!

Ein Weg für alle!
Leben mit Montessori
von Lore Anderlik

1996, 264 S., 16x23cm, viele Fotos, br,
ISBN 3-8080-0375-8, Bestell-Nr. 1173, DM 42,00

Sehen – Spüren – Hören
Wahrnehmung integrativ betrachtet
hrsgg. von Esther Rohde-Köttelwesch

1996, 200 S., 16x23cm, br,
ISBN 3-86145-093-3, Bestell-Nr. 8118, DM 38,00

„Das da draußen sind wir ..."
Bausteine einer Pädagogik der Wahr-nehmung
von Walter Jäger

1997, 320 S., DIN A5, gebunden,
ISBN 3-8080-0389-8, Bestell-Nr. 1176, DM 44,00

Bewegungsräume
Entwicklungs- und kindorientierte
Bewegungserziehung
von Helmut Köckenberger

1996,180 S., 16x23cm, viele Abb., br,
ISBN 3-86145-088-7, Bestell-Nr. 8117, DM 36,00

„Sei doch endlich still!"
Entspannungsspiele und -geschichten für Kinder
von Helmut Köckenberger / Gudrun Gaiser

2. Aufl. 1997, 168 S., DIN A5, mit Illustr., br,
ISBN 3-86145-089-5, Bestell-Nr. 8373, DM 34,00

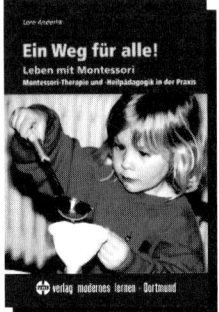

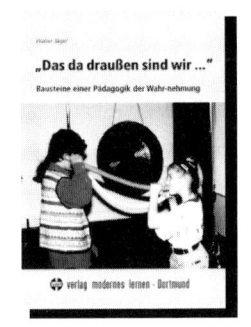

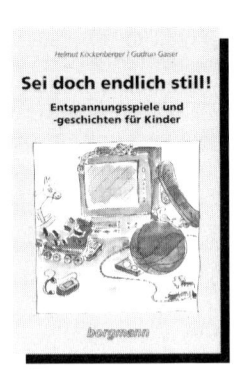

Portofreie Lieferung auch durch:

verlag modernes lernen *borgmann publishing*

Hohe Straße 39 • D - 44139 Dortmund
☎ (0180) 534 01 30 • FAX (0180) 534 01 20